课 程 双 创 系 列 教 材

总主编　盛振文　王洪才

KECHENG SHUANGCHUANG XILIE JIAOCAI

中药学专业
五育融合课程双创教学指南

主编　朱述英

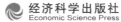

中国财经出版传媒集团

经济科学出版社

Economic Science Press

图书在版编目（CIP）数据

中药学专业五育融合课程双创教学指南/朱述英主编 . -- 北京：经济科学出版社，2023.1
课程双创系列教材
ISBN 978 - 7 - 5218 - 3530 - 4

Ⅰ.①中… Ⅱ.①朱… Ⅲ.①中药学 - 课程建设 - 教学研究 - 高等学校 Ⅳ.①R28

中国版本图书馆 CIP 数据核字（2022）第 050647 号

责任编辑：于　源　姜思伊
责任校对：蒋子明
责任印制：范　艳

中药学专业五育融合课程双创教学指南
主编　朱述英
经济科学出版社出版、发行　新华书店经销
社址：北京市海淀区阜成路甲 28 号　邮编：100142
总编部电话：010 - 88191217　发行部电话：010 - 88191522
网址：www. esp. com. cn
电子邮箱：esp@ esp. com. cn
天猫网店：经济科学出版社旗舰店
网址：http：//jjkxcbs. tmall. com
固安华明印业有限公司印装
710 × 1000　16 开　14.5 印张　230000 字
2023 年 1 月第 1 版　2023 年 1 月第 1 次印刷
ISBN 978 - 7 - 5218 - 3530 - 4　定价：41.00 元

课程双创系列教材编写委员会

顾　　问：钟秉林　刘献君　袁振国　别敦荣
总 主 编：盛振文　王洪才
委　　员（按姓氏笔画排序）：

丁祥政（山东协和学院）　　　王兴元（山东大学）

王洪才（厦门大学）　　　　　王桂云（山东协和学院）

孔令桂（山东协和学院）　　　朱　辉（山东协和学院）

李风燕（山东协和学院）　　　李　建（山东协和学院）

杨震宁（对外经济贸易大学）　杨德林（清华大学）

宋文燕（北京航空航天大学）　陈向东（北京航空航天大学）

胡恒基（山东协和学院）　　　夏恩君（北京理工大学）

徐向艺（山东大学）　　　　　徐会吉（山东协和学院）

盛振文（山东协和学院）

课程双创系列教材

中药学专业五育融合
课程双创教学指南

主　编　朱述英

副主编　刘　永　郑丽莉

编　委（按姓氏笔画排序）

丁利利　王德民　朱述英　刘　永

刘彩霞　许娜娜　杨　凯　张云英

张燕杰　郑丽莉　姜欣童　殷秀梅

褚晓晴　董　伟　咸海迪

课程双创系列教材

序

　　创新是引领发展的第一动力。党的十八大作出了实施创新驱动发展战略的重大部署，新技术、新成果加速转化，新模式、新业态不断涌现，创新千帆竞发，有力地引领着中国经济航船破浪前行。坚持创新驱动实质是人才驱动，高等学校作为人才培养的重要阵地，肩负着培养创新型人才的重任。

　　高等学校开展创新创业教育，培养创新创业人才，为经济社会发展提供高素质人力资源，是落实创新驱动发展战略的重要举措。高等教育的根本价值不在于获得多少知识，应该表现在对人的创造潜能的激发上，而创新创业教育就是以培养人的创造力为中心的教育，目标就是发现每个人的个性潜能并创造条件使之得到最大限度的发挥，既有效保障高等教育人才培养质量，又能满足社会对创新创业人才的需求，可以说开展创新创业教育正逢其时。近年来高等学校深化创新创业教育改革实践证明，开展创新创业教育对提高高等教育质量、促进学生全面发展、推动毕业生创业就业、服务国家现代化建设发挥了重要作用。

　　山东协和学院作为创新创业教育的坚定践行者，自 2012 年起，以"五育并举"理念为引领，以双创教育改革升级为引擎，确立了"五育深度融合双创教育、双创教育升级助推应用型人才培养"的改革思路，全面推进创新创业教育改革，致力于培养"信念坚定、基础扎实、能力突出、敢闯会创"的应用型人才。学校强化五育与双创教育的深度融合，出台《五育融合创新创业教育实施意见》，挖掘五育中的双创教育元素，突出以德领创、以智强能、以体固本、以美启新、以劳笃行，构建了"5 维 20 条"的双创教育指标体系。学校坚持双创教育面向全体学生、引导全体教师参与、融入人才培养全过程的原则，依据"5 维 20 条"指标，深入推进课程、项目、竞赛、孵化"四维升级"，实现了双创教育覆盖全部专业、全部课程、全体教师和全体学生的"四全覆盖",打造了创新创业教育的新升级版,体现了双创教育从小众到大众、从分离到融合、从封闭到开放的提升,推动了人才培养模式和教育教学形态的变革。

　　课程是人才培养的基本单元,是创新创业教育改革升级的基点,如何挖掘和充实所有课程的创新创业教育元素和资源、在传授知识过程中加强创新创业教育是一个重要课题,也是亟待解决的难题。山东协和学院在创新创业教育改革过程中首次提出"课程双创",推动双创教育由传统的"双创课程"单向承载"课程双创"全面驱动升级,围绕"全课程贯穿双创教育、全过程融入双创元素、全流程创新教学方式"进行了卓有成效的探索,并将研究和实践成果凝练固化,汇编成这套课程双创系列教材。

　　这套教材按照"宏观设计—中观细化—微观落地"的系统化思路编写。学校从宏观层面进行设计,强化德智体美劳五育与创新创业教育的深度融合,提出了"5 维 20 条"指标体系,为各学科专业开展创新创业教育提供了根本依据;专业层面根据专业定位,从五育维度及每个维度下的二级指标点整体设计专业教学方案;课程层面则从教学实践的角度,根据课程性质和作用,对教学内容、教学方法以及考核评价等方面进行具体设计。这样,学校、专业、课程层层深入、环环相扣,共同形成一个有机整体,这也是每本教材的三个组成部分。

　　系列教材以"指南"命名,意在从理论原则、教学实践、考核评价的教学全程为一线教师提供可参考借鉴的范例。同时,这套教材根据不同专业课程特点,丰富教学资源、整合教学内容、创新教学方式方法,对激发学生的学习兴趣,调动学生学习积极性、主动性、创造性,培养学生创新精神、创业意识和双创能力,提供了成功的经验、思路和方法。

　　创新无止境,创新创业教育教学没有固定的模式,需要广大教师在教学实践中不断研究探讨、总结提升,为系列教材的完善与修正提供参考。

　　是为序。

2022 年 4 月 7 日

《中药学专业五育融合课程双创教学指南》 简介与使用说明

新时代中国特色社会主义事业的建设对高等教育提出了新的要求，高等教育不仅要培养德智体美劳全面发展的高素质人才，更要进一步提升学生的创新精神、创业意识和创新创业能力，培养德智体美劳全面发展的社会主义事业建设者和接班人。中药学专业是传统中医药文化发展到今天与现代科学技术有机融合的一门学科。中医药历经千年是中国传统文化的一部分，习近平同志指出"中医药学是中国古代科学的瑰宝，也是打开中华文明宝库的钥匙"。

中药学自古以来就重视道德教育，中医药理论更是包含了丰富的德育、智育、美育元素，专业实践中体育和劳育更为中药。传统中药体系中既强调"大医精诚、医乃仁术、济世仁民、修身报国"，也坚持"取其地、采其时、遵其古、炮其繁""修合无人见，存心有天知"。当前正值贯彻落实《中共中央国务院关于促进中医药传承创新发展的意见》之时，中医药高等教育肩负着为中医药事业发展培养一流人才的使命，如何落实立德树人的根本任务，传承精华、守正创新，如何培养全面发展的一流人才是新时代中医药教育者必须思考和实践的问题，开展中药学"五育并举"课程创新创业教学改革恰逢其时。

《中药学"五育融合"课程双创教学指南》（以下简称《指南》）希望通过德育、智育、体育、美育、劳育元素的融入能帮助学生对专业知识的理解，促进中医药认知体系形成和思维方式的培养，实现教书育人的目标。本《指南》是由中药学专业"五育融合"课程双创教学研究小组编写完成。本《指南》研读中药学教学质量国家标准，结合应用型本科人才培养需求，确定了中药学专业的五育目标，并对其指标内涵进行阐释说明。为有效支撑五育目标的达成，除从专业层面进行教学实施建议的指导外，还重点选取了中药学专业核心课程 10 门。课程思政通过挖掘课程中的五育元素，构建学习情景，设计课程教学过程和考核评价方式，有效明确地达成教学目标。以"守正创新"人才培养目标达成为主线，选取了中医药传统文化中的《中药学》《方剂学》，现代学科体系课程《中药化学》《药理学》《分析化学》，而《中药鉴定学》《中药炮制学》《中药药剂学》《中药药理学》则是以传统文化与现代科学技术有机融合的应用课程，《药事管理学》作为中药执业活动中的规范与依据，对学生规则意识、法治意识、职业道德方面的培养至关重要。

　　本《指南》各篇章既有内在逻辑关联，也可独立成篇、相互比较。因此，读者既可通读全书，以完整系统地了解中药学"五育融合"的教学理论与具体操作策略。在每一门课程的编写中，又提供了每一章节的主要双创元素分析，以及相关双创元素融于具体知识点的教学策略。然而，受文章篇幅限制，课程双创元素的挖掘仅选取有代表性的元素进行设计。在各课程各章节所列出的五育要点和教学策略，并不意味着本章节仅有这些五育要点，也不意味着在相关章节的实际教学中都必须使用这些五育要点和教学策略。各位读者可根据实际工作需求，选择本《指南》中最适合自身实际情况的篇章和相应课程的"五育融合"教学指南进行阅读使用。

　　本《指南》虽然是针对中药学专业编撰，但同时可以为中医类、药学类专业所借鉴。

　　本《指南》编写组，均为一线带教老师，因水平有限，难免出现疏漏，恳请广大读者和专家给予批评指正。

目 录
CONTENTS

总 论

分 论

总　论

第一章

"五育并举"创新创业教育教学实施意见

为贯彻落实国务院《关于推动创新创业高质量发展打造"双创"升级版的意见》，深入推进创新创业教育改革，切实提高人才培养质量，提出以下实施意见。

一、指导思想

以习近平新时代中国特色社会主义思想为指导，全面贯彻党的教育方针，落实立德树人根本任务，围绕学校人才培养定位，依托专业，德智体美劳"五育并举"，打造双创教育升级版，进一步提升学生的创新精神、创业意识和创新创业能力，培养德智体美劳全面发展的社会主义事业建设者和接班人。

二、总体目标

进一步深化创新创业教育改革，依托专业，建立"五育并举"创新创业教育内容体系，完善人才培养实施建议，使"五育并举"创新创业教育理念达成广泛共识，课程知识与"五育"中创新创业元素深度融合，课程"五育并举"创新创业教育实施路径建立健全，德智体美劳育人成效进一步提高，人才培养质量显著提升，学生的创新精神、创业意识和创新创业能力明显增强。

三、基本原则

——把握育人导向。将"五育并举"创新创业教育作为立德树人的重要载体，坚持德育为先，教育引导学生爱党、爱国、爱人民、爱社会主义；坚持德智体美劳全面发展，为学生终身发展奠定基础。

——坚持改革创新。建立"五育并举"创新创业教育内容体系，完善"五育并举"创新创业教育实施路径，加强分类指导，鼓励特色育人，深化课堂革命与学习革命，形成独具学科专业特色的"五育并举"创新创业教育育人模式。

——强化综合实施。加强学校统筹，拓展"五育并举"创新创业教育实施路径，整合第一课堂与第二课堂，在通识课程、专业课程、实习实训课程、创新创业课程以及各类课内外活动中，深度融合"五育并举"创新创业教育内容，提升综合育人成效。

四、实施意见

（一）德育方面

德育主要是对学生进行政治、思想、道德、法制、心理健康教育。在实施德育过程中，把理想信念教育、爱国主义教育和基本素质教育贯穿始终，融入创新创业教育，引导学生树立中国特色社会主义的共同理想和坚定信念，树立报效祖国、服务人民的思想，培养学生的家国情怀、社会责任、诚信品质和敬业精神，强化创新创业的意识、坚韧不拔的意志和艰苦奋斗的精神，重点解决创新创业方向问题。

（二）智育方面

智育主要是对学生进行基本知识、基本技能、基本能力教育。在实施智育教育过程中，提高大学生的科学素质、人文素养、专业水平和实践能力，挖掘学科专业中的创新创业元素，促进学生独立思考，激发学生锐意进取，培养学生的专业知识、专业技能、专业素养和双创素质，重点解决创新创业能力问题。

（三）体育方面

体育是以服务学生全面发展、增强综合素质为目标，以发展体力、增强体质、磨炼意志为主要任务的教育。在实施体育教育过程中，融入创新创业教育，养成坚持锻炼身体的良好习惯，增强体质、健全人格、锤炼意志。在体育活动中，培养坚强意志、拼搏精神、协作精神、竞争意识，重点解决创新创业意志和精神问题。

（四）美育方面

美育是审美教育、情操教育、心灵教育，也是丰富想象力和培养创新意识的教育。在实施美育教育过程中，弘扬中华美育精神，融入创新创业教育，坚持以美育人、以美化人、陶冶情操、温润心灵，引导学生树立正确的审美观和艺术观，培养学生审美素养、人文素养、艺术素养、文化创意，重点解决激发创新灵感和创造活力的问题。

（五）劳育方面

劳育是发挥劳动的育人功能，对学生进行热爱劳动、热爱劳动人民的教育活动。在实施劳动教育过程中，引导学生树立正确的劳动价值观，崇尚劳动、尊重劳动、勤勤恳恳、任劳任怨。围绕创新创业，结合学科和专业积极开展实习实训、专业服务、社会实践、勤工助学等，弘扬劳动精神、劳模精神、工匠精神、创造精神，重点解决提升创新创业精神和实践能力的问题。

五、保障措施

（一）加强组织领导

建立健全校院两级"五育并举"创新创业教育领导机制和工作运行机制，加强对"五育并举"创新创业教育工作的整体谋划、顶层设计、方案制定、统筹协调，形成由教务处牵头，相关部门联动、院系落实推进、自身特色鲜明的"五育并举"创新创业教育工作格局。

（二）落实经费保障

加强政策协调配套，加大教学经费投入，支持深入推进"五育并举"

创新创业教育教学改革。结合学校实际和建设计划，整合各类资源，争取企业、行业、科技园区等对学校"五育并举"创新创业教育的支持。

（三）强化考核评价

建立健全"五育并举"创新创业教育教学成效评价机制，发布《"五育并举"大学生创新创业指数综合测评办法》，通过学生创新创业指数分析，总结创新创业教育改革工作取得的成绩和存在的不足，建立创新创业教育持续改进机制，提高学校创新创业教育质量。

创新创业教育教学指标内涵及实施建议如表 1 - 1 所示。

表 1 - 1　　　　　　　创新创业教育教学指标内涵及实施建议

一级指标	二级指标	指标内涵	实施建议
1. 德育	1.1 家国情怀	家国情怀是一个人对自己国家和人民所表现出来的深情大爱，是对国家富强、人民幸福所展现出来的理想，是把爱国与爱家统一起来，为中华民族大家庭做贡献的追求。 适应国家创新驱动发展战略，通过专业教育和双创教育有机融合，教育学生学好学业，立志创业，干好事业，报效祖国，服务人民	挖掘整理与双创教育有关的家国情怀内容，主要包括： 一是新中国成立以来本学科专业领域取得的巨大成就； 二是与本学科专业相关的爱国敬业、敢于创新，为民族做出突出贡献的典型人物和事例，如钱学森、袁隆平、屠呦呦、王选等； 三是"大众创新，万众创业"中涌现出的大国工匠、先进人物、劳动模范、优秀校友等代表人物事迹，教育学生树立为祖国强盛、民族振兴而积极双创的意识
	1.2 法治意识	法治意识是发自内心地崇尚法律、敬畏法律、了解法律、掌握法律的思想、观念和态度。引导学生认同中国特色社会主义法治体系，养成良好的法治意识和法律思维习惯，自觉遵守法律法规。在掌握所学专业基本知识技能的同时，了解并掌握相关行业法律法规，解决在创新创业中遇到的法律问题	挖掘整理与双创教育有关的法律法规内容，主要包括： 一是中国特色社会主义法治体系相关内容； 二是与本学科专业相关的法律法规； 三是双创实践活动相关的法律法规，如税务、融资、知识产权、股权等相关业务方面的法律法规；双创涉法典型案例，如依法创业成功、违法创业失败等，教育学生在创新创业中尊法、守法、用法

续表

一级指标	二级指标	指标内涵	实施建议
1. 德育	1.3 职业道德	职业道德是指从事一定职业的人在职业生活中应当遵循的具有职业特征的道德规范和行为准则。 教育学生树立正确的择业观和创业观，养成爱岗敬业、诚实守信、勇于担当、乐于奉献的良好品质	挖掘整理与双创教育有关的职业道德内容，主要包括： 一是学科专业和行业领域的道德规范和行为准则； 二是双创实践活动相关的道德规范和行为准则； 三是双创相关典型案例，如坚守职业道德双创成功、违反职业道德双创失败等，引导学生深刻理解并自觉实践职业精神和职业规范进而勇于创新创业
	1.4 敬业精神	敬业精神是对从事职业的极端热爱和对工作极端负责的道德操守和职业态度。 引导学生追求崇高的职业理想，增强责任感、事业心，培养其恪尽职守、精益求精的工作态度，具有勤勤恳恳、兢兢业业的奋斗精神	挖掘整理与双创教育有关的敬业精神内容，主要包括： 一是教师遵守师德、敬业爱岗、教书育人、为人师表、言传身教，培养学生的敬业精神； 二是本学科专业涉及的典型人物的敬业模范事迹等； 三是双创实践活动中典型人物的敬业模范事迹等，引导学生深刻理解并自觉培育敬业精神，进而乐于创新创业
2. 智育	2.1 专业素养	专业素养是指一个人对专业基本知识、基本理论、基本技能理解的深度和掌握、运用的程度，是人综合素养的基石。 在具备专业素养的基础上，关注经济社会发展趋势，具备拓展职业范围、开辟工作岗位、从事创新创业实践的素质和能力	结合专业人才培养要求和课程特点，主要包括： 一是开展课堂革命，实施启发式、讨论式、探究式、参与式教学，夯实专业基础知识； 二是开展学习革命，引导学生自主学习、合作学习、探究学习，掌握专业基本理论，了解国际前沿学术发展、最新研究成果； 三是实施专创融合，通过各类科技竞赛、创业大赛，提高学生运用基本技能开展创新创业的能力
	2.2 创新精神	创新精神是保持锐意进取的激情，不断探索新思想、新理念、新理论、新做法、新技术的精神追求。 培养学生综合运用已有的知识、技能和方法，激发好奇心、想象力，形成创新思维，挖掘自身潜能，探索未知世界	结合专业人才培养要求和课程特点，主要包括： 一是改革教学方式方法，培养学生的批判性思维、创造性思维，激发学生创新创业灵感； 二是学习相关学科领域、行业企业领域典型的创新创业事迹，增强学生创新意识和创新信念； 三是在创新创业过程中，培养学生克服困难、不怕挫折，敢闯会干的创新精神

一级指标	二级指标	指标内涵	实施建议
2. 智育	2.3 创业意识	创业意识是指在理论学习和社会实践活动中形成的，对开辟新工作岗位产生的动机、兴趣、好奇心、想象力、洞察力、自信心等精神要素的总和。 围绕所学专业，培养学生的创业思维，增强学生适应经济社会发展创业的意识，包括市场意识、商机意识、成本意识、风险意识、转化意识等	结合专业人才培养要求和课程特点，主要包括： 一是优化课程体系，开设专门的创新创业课程，帮助学生理解创业含义，建立正确的创业理念； 二是组织创新创业意识宣讲会，组织学生到创业企业、孵化基地、科技园等参观学习，邀请相关领域创业成功者、企业家作报告，营造创业氛围，增强学生创业思维； 三是组织学生参与各种创业活动，如创业沙盘、项目路演，参加科技创新团队、文化创意团队，培养学生创业意识
	2.4 双创能力	双创能力即创新能力和创业能力，是创新创业人才的核心素质。 将创新创业教育融入专业教育教学全过程，使学生具备专业能力的同时具备创新创业能力	结合专业人才培养要求和课程特点，主要包括： 一是加强学生专业能力，建立双创实践教学体系，开放实践教学平台，如实验室、创业园、孵化基地等，积极组织学生参与课题研究、项目实验，孵化创业项目，培养学生双创能力； 二是建立双创竞赛体系，引导学生参加各级各类创新创业训练计划项目、创新创业大赛以及科技创新、创意设计、创业计划等专题竞赛，强化学生双创能力； 三是建立指导帮扶体系，组建双创导师团队，开展学业全程指导、职业规划全程指导、创业全程指导，实施学业跟踪帮扶、创业强化帮扶、孵化精准帮扶，持续提升学生双创能力
3. 体育	3.1 拼搏精神	拼搏精神是实现一定的理想和目标，不怕困难、百折不挠、勇往直前，不达目的誓不罢休的精神品质。 通过各种体育活动和赛事，培养学生闯字挂帅、敢字当头、勇字当先、实字托底的拼搏精神	挖掘整理与双创教育有关的拼搏精神内容： 一是体育教学与专业人才培养相结合，调整优化体育教学内容，引导学生养成不怕困难、勇往直前的精神品质； 二是成立各类体育项目俱乐部，开展丰富多彩的体育活动，锻炼学生百折不挠、不达目的不罢休的精神品质； 三是组织学生积极参与各级各类体育竞赛，增强学生敢于争先、追求卓越的精神品质

续表

一级指标	二级指标	指标内涵	实施建议
3. 体育	3.2 协作精神	协作精神是团队成员为实现团队目标、相互配合、相互协作、万众一心、共同奋进的精神风貌。引导学生在丰富多彩的体育活动中，相互帮助、相互关心、相互爱护、相互学习、相互促进，形成利益共同体、情感共同体、事业共同体	挖掘整理与双创教育有关的协作精神内容：一是体育教学与专业人才培养相结合，培养学生团队意识；二是成立各类体育俱乐部，培养学生分工协作、相互配合，形成整体合力；三是通过组织学生参加各类体育赛事，培养学生集体荣誉感
	3.3 规则意识	规则意识是坚持规则至上，按照法律法规和规章制度思考问题、履行职责的思想观念。通过参加各种体育活动，增强规则意识，养成在创业活动中自觉遵守各行各业规则的习惯，做到不违规，不违章	挖掘整理与双创教育有关的规则意识内容：一是通过体育理论教学，结合专业人才培养，讲清各级各类体育竞赛规则，培养学生守规、守纪的思想；二是通过体育实践教学，组织学生参加各类体育活动，养成遵守规则的观念；三是通过参加体育竞赛，引导学生养成尊重裁判、尊重对手的规则意识
	3.4 竞争意识	竞争意识是在道德、规则、法律的范围内，整合资源、发挥优势、战胜对手的心理状态。引导学生强化竞争意识，鼓励公平竞争、合理竞争、合法竞争、合规竞争，通过竞争培育敢为人先、争创一流的意识	挖掘整理与双创教育有关的竞争意识内容：一是在体育课程教学中，结合专业人才培养，讲清依规竞争，培育学生竞争意识；二是成立各类体育俱乐部，开展丰富多彩的体育活动，引导学生养成竞争意识；三是在体育比赛中，强化学生竞争意识
4. 美育	4.1 审美素养	审美素养是在学习、工作、生活中体现出的审美体验、审美情趣、审美能力。通过课堂传授美、实践体验美、生活感知美、环境营造美，提升学生的审美意识、审美能力，塑造心灵美、语言美、行为美、学科美、专业美、课程美、知识美，在创新创业实践活动中善于发现美和创造美	挖掘整理与双创教育有关的审美素养内容：一是结合专业人才培养，挖掘专业中美育元素，实施案例教学；二是组织开展丰富多彩的文化艺术活动；三是组织开展学科专业技能竞赛。通过以上活动，深化审美体验，培养审美情趣，提升审美能力

一级指标	二级指标	指标内涵	实施建议
4. 美育	4.2 人文素养	人文素养是以人为对象、以人为中心的内在品质。主张以人为本，重视人的价值，尊重人的尊严和权利，关怀人的现实生活，追求人的自由的精神、解放的思想和行为。 在美育中，秉持以人为本的理念，体现人文关怀，教育学生目中有人、口中有德、心中有爱、行中有善，营造鼓励创新、激励创业、褒奖成功、宽容失败的氛围	挖掘整理与双创教育有关的人文素养内容： 一是结合专业人才培养，挖掘人文素养中的双创元素，实施案例教学； 二是组织参观与专业相关的场景、成果等； 三是组织开展与专业相关的科技创新、文化创意等竞赛活动。 通过以上活动，感受人文情怀，感知人文美，感悟人文理念
	4.3 艺术素养	艺术素养是人对艺术的兴趣爱好、感受体验、鉴赏评价、展现展示和能动创造的意识、能力。 引导学生在掌握专业基础知识和基本技能的同时，提升艺术爱好、艺术理解、审美感知、艺术表现、创意实践等核心素养，帮助学生形成艺术专项特长，具备艺术创意、创造能力	挖掘整理与双创教育有关的艺术素养内容： 一是开设公共艺术课，结合专业人才培养要求，挖掘专业中蕴含的艺术元素，实施案例教学，提升学生艺术素养； 二是组织参观博物馆、美术馆、艺术馆，观赏艺术表演，提升学生的审美情趣和创造能力；发挥学生社团作用，组建兴趣小组，组织文艺汇演、作品展示，帮助学生形成专项艺术特长； 三是结合专业特点和教学内容，组织学生参加艺术设计大赛，收集鉴赏与专业课程相关的艺术作品，培养学生的艺术涵养
	4.4 文化创意	文化创意是以学科知识为基础，融合多元文化，整合相关学科而产生的创造意念和成果。 校内学科专业融合，校外行业企业融合，通过校内校外文化融合，培养学生的求同存异思维，提升学生创意、创新和创业能力	挖掘整理与双创教育有关的文化创意内容： 一是结合专业特点和教学内容，收集品鉴与专业课程相关的文化作品，激发学生文化创造意识； 二是考察企业行业文化特色和优秀产品，提升学生文化创意水平； 三是融合多元文化，组织学生参加各类创意设计大赛，拓展学生文化创新思维
5. 劳育	5.1 劳动精神	劳动精神是在劳动过程中形成的崇尚劳动、热爱劳动、辛勤劳动、诚实劳动的精神风貌。 通过劳动教育，使学生形成马克思主义劳动观，牢固树立劳动最光荣、最崇高、最伟大、最美丽的观念，培养勤俭奋斗、创新创业、甘于奉献的精神	挖掘整理与双创教育有关的劳动精神内容： 一是设置劳动教育课程，强化劳动教学，培育学生的劳动观念； 二是结合实验、实训、实习和社会实践，开展各类劳动实践活动，培育学生的劳动品质； 三是围绕创新创业，通过组织开展服务性、竞赛性劳动实践活动，树立正确的择业观、就业观、创业观

一级指标	二级指标	指标内涵	实施建议
5. 劳育	5.2 劳模精神	劳模精神是"爱岗敬业、争创一流、艰苦奋斗、勇于创新、淡泊名利、甘于奉献"的精神。 通过劳动教育，引导学生树立崇尚劳动的思想，养成劳动习惯，自觉以劳模为榜样，敢为人先、锐意进取、开拓创新	挖掘整理与双创教育有关的劳模精神内容： 一是学习劳模，收集整理反映劳动先进人物事迹和精神的影视资料，广泛宣传劳模精神； 二是组织创新创业领域中劳动榜样人物进校园活动，如"劳模大讲堂"、优秀创新创业者报告会等，面对面学习劳模精神； 三是指导学生从榜样的具体事迹中领悟他们的高尚精神和优良品质，在创新创业劳动实践中努力向榜样看齐，践行劳模精神
	5.3 工匠精神	工匠精神是"执着专注、精益求精、一丝不苟、追求卓越"的精神。 通过劳动教育，引导学生不仅要把工作当成职业，更要把工作当成事业，提高职业技能，精益求精，创新创造，把工作做到极致	挖掘整理与双创教育有关的工匠精神内容： 一是运用专业领域工匠事迹，开展案例教学，引导学生感悟工匠精神； 二是组织开展能工巧匠进校园活动，聆听工匠事迹，培养学生不断探索、精益求精的劳动态度； 三是通过实习实训、专业服务、社会实践等活动，把工作当事业，践行工匠精神
	5.4 创造精神	创造精神是辛勤劳作、精炼工艺、敢为人先、勇于创新的精神。 通过劳动教育，培养学生创新意识、创新思维，发扬创造精神，重视对新知识、新技术、新工艺、新方法的应用，在实践中善于发现问题，创造性地解决问题	挖掘整理与双创教育有关的创造精神内容： 一是开设劳动课程，引导学生领会劳动创造世界的道理，培育劳动创造意识；在专业课教学中，重视对本专业领域的新知识、新技术、新工艺、新方法的融入与应用，引导学生创新创造； 二是组织实习实训等实践活动，引导学生理论与实践相结合，提高综合创新素质； 三是组织开展各类学科技能竞赛，引导学生学习新知识，钻研新技术，运用新方法，创造新工艺，取得新成果

第二章

中药学专业"五育融合"课程双创教学指南

一、中药学专业基本概况

中药学是以中医药理论为指导，研究中药基本理论、资源利用、物质基础、作用机理、应用方式、质量控制、新药研发与生产、安全性与有效性评价、营销与管理等相关理论、技术、方法及应用的一门学科。

本专业面向中药产业，依托专业，德智体美劳"五育融合"，打造双创教育升级版，培养掌握中药学学科的基本原理和基本知识，具备中药炮制、鉴定、制剂、质控等专业技能，具有自主学习和终身学习能力，具备较强的创新精神、创业意识和创新创业能力，能在中药生产、销售及医疗机构等中医药领域，从事中药材生产与鉴定、中药炮制、中药制剂制备与分析、中药药理与安全性评价及临床合理用药指导等方面工作的德智体美劳全面发展的高素质应用型人才。

二、中药学专业"五育融合"双创教育核心内容

为实现专业人才培养目标，根据学校"五育融合"双创教育教学内容要点，本专业教育教学活动应包含以下五个方面内容：

（一）德育方面

中药学专业实施德育过程中，挖掘整理与双创教育有关的内容，包括家国情怀、社会责任、诚信品质和传承精神。

引导学生确立中国特色社会主义的共同理想和坚定信念，树立报效祖

国、服务人民的思想；坚定中医药文化自信，充分利用现代科学技术传承发展中医药事业；强化质量观念，审慎执行中药活动及药学服务，培养学生诚实守信的工作作风；引导学生立足岗位、勤勉职守、精益求精、爱岗敬业；培养学生将中医药思维与创新思维相结合的解决问题的能力，增强学生传承中医药文化，服务人类健康的信念。

（二）智育方面

中药学专业实施智育过程中，挖掘整理与双创教育有关的内容，包括专业知识、专业技能、专业素养和双创素质。

掌握必备的现代医学、中医学、化学等学科基础知识及中药学专业知识，并灵活运用其解决实际问题；具有运用综合理论知识，解决中药生产与应用中实际问题的基本能力；具有运用现代科学技术与方法进行中药学科学研究的基本能力；将"双创"教育融入专业教育教学全过程，提高学生的实践能力和创新创业能力。

（三）体育方面

中药学专业实施体育过程中，挖掘整理与"双创"教育有关的内容，包括拼搏精神、协作精神、规则意识和竞争意识。

根据中药学专业特点，举办各种体育活动，培养学生不怕困难、百折不挠、勇往直前的精神品质；形成团队协作、相互配合、共同奋进的精神风貌；养成规则至上、严守职责的思想观念；树立奋力拼搏、勇往直前、不甘落后的竞争意识。

（四）美育方面

中药学专业实施美育过程中，挖掘整理与"双创"教育有关的内容，包括审美素养、人文素养、艺术素养和文化创意。

培养学生的审美洞察力，以艺术的眼光审视中医视角下药材、饮片、剂型的外形美与工艺美，阴平阳秘、气血和调等平衡美；秉承以人为本的理念，在中药学专业教学内容中体现以珍视生命、关爱病人、以人为中心的人文情怀；通过中药标本制作大赛，参加中药制剂设计比赛等，提升感受体验、鉴赏评价、创新创造等方面的艺术素养；通过中医药文化创意产品设计大赛、中医药文化行等活动，激发学生文化创新创造意识。

（五）劳育方面

中药学专业实施劳育过程中，挖掘整理与"双创"教育有关的内容，包括劳动精神、劳模精神、工匠精神和创造精神。

结合中药专业综合实训项目、中药炮制学实验、药用植物栽培、野外药用植物资源调研、生产实习，开展各类劳动实践活动，培养学生尊重劳动、崇尚劳动、热爱劳动、辛勤劳动的精神；通过学习、宣传中药学领域的劳模事迹，引导学生树立和发扬劳模精神；通过实习实训、炮制与制剂实践、专业服务等活动，践行工匠精神；通过顶岗实习、专项训练、毕业论文等实践活动，培养创造精神。

三、中药学专业"五育融合"双创教育教学要点

中药学专业"五育融合"双创教育教学要点及实施建议见表 2-1。

表 2-1　　中药学专业"五育融合"双创教育教学要点及实施建议

一级指标	二级指标	内容要点	实施建议
1. 德育	1.1 家国情怀	培养学生的爱国意识和爱国情感以及勇于创新的时代精神，坚定中医药理论自信、文化自信。引导学生树立正确的世界观、人生观、价值观，涵养救济苍生的情怀，铸造乐善好施的品性，练就过硬的专业本领，做一个怀有仁爱之心的人，具有爱国主义、集体主义精神，身心健康，诚实守信，志愿为人类的健康工作服务、甘于奉献、乐于奉献的家国情怀	教师利用案例教学，讲授"速效救心丸""清开灵注射液"等背后的故事，引导学生牢记自己的历史使命，树立中国特色社会主义共同理想，努力创新，为健康中国、中药强国梦，为国家民族的伟大复兴而奋斗；教师通过讲授"张伯礼""邓铁涛""张锡纯"等中医名家的光荣事迹，使学生努力做到救死扶伤、仁心仁术，不断创新，毫不顾及个人利益，全心全意投入为国家为人民服务的工作中。同时让学生领悟人物背后宅心仁厚的德行、尽心知性的修为、家国天下的情怀、忠恕任事的作风，培养学生专业自豪感和艰苦奋斗的精神；思政教师通过专题讲座，开展"四史"教育，歌颂伟大祖国所取得巨大成就，教育学生爱党、爱国、爱人民，表达当代大学生对党和祖国的美好祝福

续表

一级指标	二级指标	内容要点	实施建议
1. 德育	1.2 社会责任	让学生认识到中医药在防治疾病方面的独特优势，以"生命全周期、健康全过程"的大健康理念为指导，引导学生不断学习，突破自我，以传承中医药事业、发挥中医药在健康中国建设中的强大动能为己任	教师通过《中共中央、国务院关于促进中医药传承创新发展的意见》《"健康中国2030"规划纲要》等政策的解析，让学生意识到中医药在全民健康工程中的重要意义，培养学生充分利用现代科学技术，发展中医药，提升中药质量，为传承创新中医药事业、服务健康中国作出新的更大的贡献。利用案例教学、启发式教学、互动式教学等方法，通过对陈克恢、屠呦呦等老一辈中医药学家典型案例进行剖析，引导学生明确中医药人的责任所在，探索实现社会责任的途径。教师在校内外的教学指导中，通过组织学生到医院、企业实习等社会实践活动，引导学生知悉自己身上的责任从而强化专业技能学习，激发学生为体系中医药事业、服务健康中国做出贡献
	1.3 职业道德	立足中药学专业，培养学生具有爱岗敬业、诚实守信的良好品质，培养"诚信""质量第一"的观念，要让学生明白"保证药品质量"是药房调剂、药材保管、药厂投料、药品检验、中药销售等各个工作岗位中的基本职业操守，引导学生树立严谨求实、客观理性的职业作风，严格把控中药生产的各个环节，强化质量管理，审慎执行中药活动及药学服务，培养学生诚实守信的工作作风	教师在日常教学中，明确"保证药品质量"贯穿于中药执业活动的始终，教师将这一观念贯穿于《中药学》《中药鉴定学》《中药炮制学》《中药药剂学》《中药分析学》等专业教学中，在药材的来源、采收加工、制剂调剂到检验分析等各个环节中必须坚守质量底线。专业教师在实践教学中，告诫学生规范实验操作、如实记录实验数据、严谨分析实验结果，培养学生科学严谨、实事求是的诚信品质。通过道德讲堂、经典故事传颂、诚信考试承诺等活动，增强学生对中华民族的传统美德中诚信品质的感悟，引导学生做诚信之人，行诚信之事

一级指标	二级指标	内容要点	实施建议
1. 德育	1.4 敬业精神	立足所学专业，培养爱岗敬业、创新创优的奋斗精神，工作中发挥专业技能，永葆工作热情，吸收科技新知，达成工作目标，维护人类健康。具备中药师师追求卓越的创造精神、精益求精的品质精神、患者至上的服务精神	教师以身示范，忠于教育事业，热爱专业，勤恳敬业、甘为人梯、乐于奉献，潜移默化影响学生，培养学生爱岗乐岗、无私奉献的精神；教师通过组织学生观看《本草中国》《中华本草》《大国工匠》等系列视频，让学生用心感悟中药人共克时艰、百折不挠、创新创优的敬业精神；通过顶岗实习、生产实习，学习中药师立足岗位、勤勉职守、求实创新、精益求精的敬业精神
	1.5 传承精神	通过专业教育，引导学生汲取中医药文化的精华，掌握整体观念与辨证论治的中医理论体系内涵，能够运用中医药思维看待和解决实际问题，培养其普及中医药健康知识，发扬中医药文化的使命感，挖掘祖国医学宝库中的宝贵资源为中药新药研发、中药现代化打下坚实基础，充分发挥中医药在国民健康中的积极作用	教师通过中药传统课程中经典知识的讲解，让学生意识到中药传统文化中的理论、方法的科学性、实用性。通过现代剂型研发的成功案例，让学生意识到经方传承的重要性；教师通过大学生创新创业计划、大学生实验室开放项目等第二课堂的开展，让学生体会传承经典的重大意义；教师通过青蒿素、砒霜治疗白血病、小檗碱抗心律失常等老药新用的例子，让学生意识到传承祖国传统医学的迫切性和使命感
2. 智育	2.1 专业知识	掌握中医基础理论、中药药性理论和中药用药基本规律；熟悉中华优秀传统文化中的哲学、文学、史学等内容；掌握中药药效物质基础及其作用机制的基本知识，了解其对中药研究、生产及质量评价的意义；掌握中药生产过程、中药检验及质量评价的基本理论和基础知识；熟悉中药储藏、养护的基本知识；熟悉中药资源与开发、医药营销、生物药剂、中药生产与质控等的相关知识	结合中药专业人才培养要求和课程特点，教师改革教育教学方法，创新教学手段，突出创新和实践能力。在传授中药学基础知识外，融入学科发展和学术前沿及当前中药高新技术，强化学生对中药学新理论、新技术、新仪器的精神追求，培养学生创新创业思维，激发创新创业灵感。实行双导师制度，在校外行业导师和校内学习导师共同指导下，促进中药学与医学、计算机等学科的学科交叉，激励学生自主创新和开发中药新药、新用途的意识及实践能力，为今后创业做好铺垫

一级指标	二级指标	内容要点	实施建议
2. 智育	2.2 专业技能	具有一定的利用信息资源和信息技术进行自主学习与科学研究的能力,具有一定的外语交流和阅读能力;具有运用中医药思维,表达、传承中药学理论与技术的能力;具有从事中药生产工作、正确评价中药质量从事药学服务工作的基本能力;具有运用综合理论知识,解决中药生产与应用中实际问题的基本能力;具有创新创业的基本能力;具有运用现代科学技术与方法进行中药学科学研究的基本能力	依托国家级医护实验中心、国家级虚拟仿真实验教学中心,专业教师和实验教师开展课内实验、校内实训,强化实践教学,规范实验操作。提高综合性及设计性检验实验课比例,让学生创新实验设计环节,促进思维发展,激发创新能力;充分利用省级协同创新中心和山东省免疫学重点实验室等科研平台,双创导师带领学生参加大学生创业训练计划项目、创新创业大赛等,培养学生的创业意识,树立创业信心,提高创业能力。深入推进校企合作,寻求健全合作机制,充分调动医院、企业对中药学专业教育投入的积极性和主动性。实现校企人才共育、资源共享的良性循环,形成完全契合校企合作背景下人才培养与社会需求、岗位要求相接轨的中药学专业的校企合作模式
	2.3 专业素养	通过专业教学,培养学生掌握必备的现代医学、中医学、化学等学科基础知识及中药学专业知识,并灵活运用其解决中药生产工作实际问题,正确评价中药质量、从事药学服务工作。运用创新思维方式发现、解决实际工作中的较复杂问题;关注中药行业发展趋势,能够运用专业知识进行创新创业实践,具有开拓展职业范围的能力	教师通过课堂革命,推行启发式、讨论式、探究式、参与式教学的方式方法,夯实中药学专业知识,提高学生运用专业知识和技能解决工作实际问题的能力教师在讲授专业知识中,激励学生进行学习革命,采用项目式教学,以项目为引导,培养学生自主学习能力和团结协作能力,拓展学习领域、扩大职业范围,探究行业新知识、新技术和新热点。双创导师指导学生参加大学生创新创业项目,参加互联网+创新创业大赛,赛创结合,专创融合,提高学生运用专业知识和技能开展创新创业的能力

一级指标	二级指标	内容要点	实施建议
2. 智育	2.4 双创素质	通过专业教学，引导学生勇于探索、锐意进取，了解本专业的国内外发展趋势、研究热点和前沿技术，强化对中药学专业新理论、新技术、新做法的精神追求，培养学生综合运用已知的知识、技能和方法，激发好奇心、想象力，形成创新思维，增强学生适应经济社会发展的创业意识	结合中药学专业人才培养要求和课程特点，教师改革教育教学方法，创新教学手段，以青蒿素、双黄连口服液为案例，开展案例教学，培养学生创新创业思维，激发创新创业灵感； 鼓励学生参与校企联合的实践项目，组织学生暑期去中药相关企业、医疗机构进行社会实践，在企业、医院工作人员等指导下，提高发现问题、解决实际问题的能力，激励学生自主创新和开发新产品的意识及实践能力； 双创导师通过鼓励学生参加中药学实验项目设计竞赛、基础医学实验项目设计大赛等比赛，让学生感受中药学在药物剂型、药效成分、给药方式等方面的创新，激发创新精神
3. 体育	3.1 坚强意志	通过开设体育课程，组织各种体育活动项目和赛事，培养学生为实现目标坚定信心、永不言败、坚韧不拔的顽强意志，面对中药学专业学习与实践过程中的挫折具备攻坚克难的坚定意志与不屈不挠的顽强精神，激发开拓创新的恒心与毅力	在专业教学过程中，通过云南白药创始人曲焕章艰苦创业、青蒿素发现者屠呦呦刻苦钻研等案例的介绍，深入分析中医药人不畏艰难、努力奋斗的坚强品格，引导学生养成不怕困难、迎难而上、奋力拼搏的精神。成立长跑、短跑、竞走等俱乐部，体育教师和教练通过开展丰富多彩的体育活动，培养学生吃苦耐劳、勇于坚持、百折不挠的精神。开展系列田径赛事，通过比赛培养学生勇敢顽强、机智果断、自强不息的品质。通过以上措施，激发学生的拼搏精神，进而激励学生开展创新创业的勇气
	3.2 拼搏精神	通过开设体育课程，组织各种体育活动，引导学生坚持体育锻炼，克服惰性、挑战运动极限，培养学生不怕困难、百折不挠、勇往直前的精神品质，具备在中药学生产实践中吃苦耐劳、拼搏进取的意志，激发学生运用中药学专业知识和技能，开展创新创业的信心和勇气	在专业教学过程中，教师通过讲解中国女排精神、屠呦呦团队攻克难题获得诺贝尔奖等案例，培养学生团队意识； 成立篮球、足球、排球等俱乐部，体育教师和教练通过开展丰富多彩的体育活动，培养学生分工协作、相互配合，形成整体合力； 开展系列团体性体育竞赛，打乱班级组队作战，通过比赛培养学生集体荣誉感和协作精神； 通过以上措施，培养学生的协作精神，进而激发学生在创新创业中的合作意识

续表

一级指标	二级指标	内容要点	实施建议
3. 体育	3.3 协作精神	通过组织学生参与团体性体育竞赛和活动，培养团队协作、相互配合、共同奋进的精神风貌，在复杂的土木工作设计、施工中培养学生团队协作精神，激发学生运用中药学专业知识和技能，依靠团队力量开展协同创新	在专业教学过程中，教师通过讲解中国女排精神、屠呦呦团队攻克难题获得诺贝尔奖等案例，培养学生团队意识；成立篮球、足球、排球等俱乐部，体育教师和教练通过开展丰富多彩的体育活动，培养学生分工协作、相互配合，形成整体合力；开展系列团体性体育竞赛，打乱班级组队作战，通过比赛培养学生集体荣誉感和协作精神；通过以上措施，培养学生的协作精神，进而激发学生在创新创业中的合作意识
	3.4 竞争意识	通过开设体育课程，组织对抗类体育竞赛和活动，引导学生树立奋力拼搏、勇往直前、不甘落后的竞争意识，在中药学科竞赛中具备超越对手、争金夺银的竞争意识	在体育教学过程中，体育教师通过讲解对抗类体育项目，讲清依规竞争；在专业教学过程中，教师通过讲解医药行业案例，培养学生公平竞争、合法竞争意识；成立乒乓球、羽毛球、网球等俱乐部，体育教师和教练通过开展丰富多彩的体育活动，培养学生依规竞争、合理竞争的意识；举办乒乓球、羽毛球、网球等对抗性比赛，在比赛过程中引导学生依规竞争。通过以上措施，培养学生的竞争意识，进而鼓励学生参加中药综合实验项目设计大赛、互联网＋创新创业大赛、大学生创新创业大赛

一级指标	二级指标	内容要点	实施建议
4. 美育	4.1 审美素养	通过开设公共艺术课，挖掘中药学专业中美的元素，培养学生的审美洞察力、审美鉴别力、审美欣赏力，审视人体结构之美、人体功能之美、中医和谐平衡之美，在设计过程中体现美、创造美，进而激发学生创新创造	在专业教学过程中，教师通过"锦纹""金井玉栏""釜底抽薪""止血不留瘀化瘀不伤正"等中药学专业专有词汇的解释，引导学生发现中医、中药中蕴含的形式美、内涵美、平衡美、和谐美及创新美，培养学生良好的审美意识和审美情趣。教师组织学生参观宏济堂中医药科普基地、药山植物公园、中药标本馆，观赏《本草中国》《中华本草》等节目视频，开展大学生科技文化艺术节等活动，深化审美体验，提升审美情趣，增强审美能力；教师指导学生参加中药综合实验项目设计大赛、中药传统技能大赛等赛事。通过对设计方案的思考和实施，炮制品及中药制剂的性状研究，培养学生的创新思维和实践动手能力，实现质量与性状协调统一
	4.2 人文素养	中医药文化中蕴含着丰富的哲学思想、伦理道德和人文精神。通过对中医学、中药学传统理论知识的梳理，挖掘其中的人文元素，培养学生秉承以人为本的理念，在中药学教学内容中体现尊重生命，正视医学伦理，充分认知中药应用的终极目的是保障人类持续健康的体魄，提高学生人文素养和人文情怀，为创新创造提供人文素养积淀	进行校园中医药文化氛围营造，让学生通过教师课上讲解分析坐堂行医、杏林春暖、悬壶济世等中医典故事，体会"夫医者，非仁爱之人，不可托也"的内涵，重视用药对象的个人信仰、人文背景与价值观念的差异，能够充分考虑用药对象的利益并发挥中药的最大效益；教师组织学生参观宏济堂中医药科普基地、药山植物公园、中药标本馆，观赏《本草中国》《中华本草》等节目视频，直观感知中医、中药文化中的人文美；教师指导学生参加中药传统技能竞赛、中医经典文献诵读等活动，培养学生传承以人为本的理念，发扬中医传统文化

续表

一级指标	二级指标	内容要点	实施建议
4. 美育	4.3 艺术素养	通过开设公共艺术课，同时挖掘中药学专业中的艺术元素，培养学生的艺术素养，提升学生在中药剂型设计、制剂分析流程设计中的艺术表现能力，进而丰富创新创造中的艺术内涵	公共艺术课程教师通过书法鉴赏、影视作品赏析等教学，分析讲授作品艺术内涵，培养学生艺术感知能力和艺术创作意识；专业课教师通过挖掘中药学专业中蕴含的艺术元素，结合《中华本草》《本草中国》中传统的炮制工艺、传统制药工艺的探究，提高学生艺术素养； 教师组织进行中药标本观察、植物标本制作、中药传统炮制实验等一系列活动，感受传统中药学科中的艺术魅力； "双创"导师指导学生参加中药传统技能竞赛、中医经典文献诵读等活动，提高学生艺术创新创造能力
	4.4 文化创意	通过巩固中药学专业知识基础，挖掘其中的文化元素，进行创造性改造和创新性发展，激发学生创造意念，提高学生文化创意能力	教师在专业知识传授中，注重揭示中药专业中的文化创造性理念和成果，启发学生的文化创意激情； 教师组织学生欣赏《本草药灵》《大闹天宫》等中医药文创类动画产品，体会中医、中药文化的博大精深，激发学生的文化创造意识；通过中小学生中医药文化宣传活动，增强学生传承中医药文化、发扬中医药文化的历史使命感； 双创导师指导学生参加"创青春""挑战杯""互联网＋""中医药文创产品设计大赛"等创新创业设计比赛，培养学生的探究、发现和创新能力，激发学生文化创新创造意识

一级指标	二级指标	内容要点	实施建议
5. 劳育	5.1 劳动精神	通过劳动教育必修课程和中药学专业实习实训、社会实践、学科竞赛、创新创业等实践，注重学生劳动精神的培养，激励学生以辛勤劳动、诚实劳动、创造性劳动托举梦想、成就梦想	通过开设劳动教育必修课程，教师通过讲授马克思主义劳动观基本理论、习近平新时代中国特色社会主义思想对劳动教育的重要论述、新时代的劳动精神等内容，引导学生树立正确的劳动价值观； 专业教师在专业教育中通过唐纯玉、李楚源、刘希山等中药行业劳模事迹介绍，让学生感受劳模精神。在中药学专业实验实训、技能训练等实践活动中，培育学生劳动观念；教师组织指导学生参加校园义务劳动，养成劳动习惯；依托校外实习基地，企业及医院带教老师指导学生生产实践，充实和扩大自己的知识面，培育劳动品质； 双创导师指导学生参加中药学科技能竞赛等，培养学生勤俭奋斗、创新创业、甘于奉献的精神
	5.2 劳模精神	通过学习、宣传中药学相关行业的劳模事迹，教育学生发扬劳模精神，引导学生用劳动模范和先进工作者的崇高精神和高尚品格鞭策自己，激发创新创造活力	专业教师收集"中药行业劳模"等素材，组织学生观看《本草中国》中国医大师、老中医名医的视频，讲解劳模人物事迹，诠释劳模精神内涵，教育学生以劳模为榜样；组织中药领域中劳动榜样人物进校园活动，开展"劳模大讲堂"，面对面学习劳模精神； "双创"导师指导学生在创新创业劳动实践中努力向榜样看齐，践行劳模精神

续表

一级指标	二级指标	内容要点	实施建议
5. 劳育	5.3 工匠精神	通过学习、宣传中药学相关行业的大国工匠事迹，培育学生精益求精的工匠精神，引导学生用大国工匠和高技能人才的执着专注、一丝不苟、追求卓越的精神激励自己，提升创新创造能力	专业教师结合中药学专业内容，收集"李时珍""陈克恢""廖慧安"工匠事迹案例，引导学生感悟工匠精神；通过举办大国工匠进校园活动以及超级工作宣传周活动等活动，加大工匠精神宣传力度，培养学生不断探索、精益求精的劳动态度；通过实习实训、专业服务、社会实践等活动，校内外指导教师引导学生工作当职业，把工作当事业，干一行、爱一行、钻一行、精一行，践行工匠精神；通过以上措施，培养学生的工匠精神，进而鼓励学生在学科技能竞赛中发扬工匠精神
	5.4 创造精神	通过开设劳动课程，培养学生创新意识、创新思维，发扬创造精神；在专业课程中，注重新知识、新技术、新工艺、新方法的应用，引导学生在实践中善于发现问题，创造性地解决问题	通过开设劳动课程，引导学生领会劳动创造世界的道理，培育劳动创造意识；在专业课程中，专业教师注重将现代中药领域中的创新内容融入教学，如半仿生提取技术、中药新药、玻尿酸提取新工艺等内容，通过翻转课堂、小组研讨等方式，引导学生学习新知识，钻研新技术，激发学生创新欲望；在生产实习过程中，医院和企业带教老师引导学生理论联系实际，拓展专业知识，学会塑造自己，锻炼动手实践能力并提高综合创新素质；"双创"导师指导学生参加中药传统技能竞赛、医药行业特有技能竞赛学科技能竞赛，鼓励学生采用新技术、新方法解决工作中的问题，激发学生的想象力与创造力

分　论

第三章

"中药学"课程"五育融合"创新创业教育教学设计

一、课程基本情况

"中药学"是中药学专业的一门专业基础课程,该课程主要介绍中药的基本理论和各种中药的来源、采制、性能、功效和临床应用等知识的一门学科。本课程在中医基础理论和临床课程之间,具有承先启后的作用。共 64 学时,4 学分,其中理论部分 60 学时,实验部分 4 学时。

学生通过学习本课程,了解中药学的发展简史,熟悉各中药的分类归属,掌握 300 味重要的性味、归经、功效、应用、用法用量和使用注意等,并对不同药物之间的配伍关系进行合理运用,通过实践课程的学习,能够对不同中药的性能进行鉴别,为今后的中药学生产研究和其他相关课程的学习打下基础。同时能够培养学生科学学习的观念,明确职业定位,形成尊重自然、爱岗敬业、服务社会、热爱学习的良好观念。

二、课程"五育融合"双创教育教学目标

本课程围绕中药学专业人才培养目标,结合教学内容,落实"五育融合"要求,在创新创业教育方面达到以下教学目标:

(1)结合中药的起源与中药学的发展、中药的毒性、夏枯草的散结功效等内容挖掘爱岗敬业、义务责任、敬业精神、传承精神等要素,培养学生为国为民的家国一体观,保护自然环境、珍视珍稀药材的义务责任观以及守正创新的使命担当;

（2）结合解表药物薄荷、蝉蜕的清热功用，祛湿药的功效与应用，蒲公英的采集及其功用等教学内容，挖掘专业知识、专业技能、专业素养等双创元素，培育学生掌握本专业领域内基本知识、基本理论的专业知识能力、具备从事该专业的专业技术能力以及对本专业内容深度把控的专业素养；

（3）结合中药的采集、中药的炮制、祛风湿药中川乌的用法用量等教学内容，挖掘不惧困难、迎难而上的坚强意志；积极参与、勇夺头筹的拼搏素质和协作精神，培养学生攻坚克难、不屈不挠的意志力；百折不挠、不达目的誓不罢休的拼搏力以及分工协作、互相配合的团结力；

（4）结合中药的炮制、止血药中小蓟的凉血止血功能、枇杷的止咳化痰功效等教学内容，挖掘审美素养、人文素养以及艺术素养，培养学生通过开展丰富多彩的文化活动深化审美体验、感受人文情怀、展示艺术特长、提升文化创意的能力；

（5）结合中药的炮制、青蒿素治疗疟疾、大黄泻下通便等教学内容，挖掘热爱劳动、辛勤劳动、锐意进取、开拓创新、一丝不苟、精益求精的精神，培养学生在学习过程中牢固树立劳动最光荣、甘于风险的劳动精神；爱岗敬业、敢为人先的劳模精神以及追求卓越、不断探索的工匠精神。

三、课程知识与"五育"中的双创要素

（一）模块一：总论

1. 中药的起源和中药学的发展

我国是一个历史悠久和中医药不断发展的国家，在中药学方面，有着巨大的成就。通过了解中医药的发展史，了解神农尝百草、李时珍跋涉千山万水记录1892味中药著作《本草纲目》的故事，体现中国文化的源远流长，树立民族自信和自豪感，激发科学探索精神，培养学生为人类生命健康和中医药事业的发展勇于奉献的精神。通过对孙思邈、李时珍、屠呦呦等中药学不同发展阶段的代表人物的介绍，引导学生领悟人物宅心仁厚的德行、尽心知性的修为、执着专注、一丝不苟的工匠精神。

2. 炮制—切制

炮制的方法是历代逐步发展和充实起来的，其中的切制指的是利用刀具将药材切成片、丝、段、块等一定的规格，便于有效成分的溶出，也有利于后期的干燥、贮存和调剂时称量，临床要求不同，切制的规格要求亦不相同，此内容的学习有助于学生感受炮制工艺的巨大魅力以及炮制师对专业技能的运用，培养提升学生的专业技能，促进学生专业涵养的提升以及精益求精的劳动态度。

3. 中药的毒性

中药使用过程中，某些药物的毒性必须得到重视。中国古代认为毒性是药物的一种偏性，阐明某种药物的毒性并明确其毒性的大小对用药至关重要。随着科技的发展，医学的进步，人们对药物毒性的认识逐渐加深，并且在医务人员的努力下，可以尽量减小其毒性或认识到毒性，同时区分毒性和副作用。通过学习分析减毒的各种方法，让学生在用药过程中明确安全用药的重要性，培养其严谨求实的科学态度和安全用药、科学用药的执业理念。

4. 中药的产地、采集与贮存

中药的来源除部分人工制品外，绝大部分属于天然药，天然药物的分布和生产都离不开一定的自然条件，我国幅员辽阔、地理环境复杂，因此不同地域出产的中药材偏性各异，因此历代医家十分重视"道地药材"的采集和使用。通过学习道地药材的采集、贮存等内容，养成学生热爱学习、强化专业知识和素养以及尊重劳动、热爱劳动的劳动精神。

（二）模块二：解表药

1. 麻黄用法用量与使用注意

麻黄是发散风寒药的典型代表性药物，具有发汗解表、宣肺平喘、利尿消肿的作用，适用于外感风寒表实证。因麻黄的发汗宣肺力量比较强，因此属表虚自汗、阴虚盗汗等证型者慎用麻黄。鉴于麻黄发汗强的特性，学生在学习中应当树立合理用药的意识，注意对专业知识的深度把控，提高专业素养。

2. 辛夷、苍耳子治疗鼻渊

辛夷、苍耳子同发散风寒药，且除发散风寒外，还能够通鼻窍，治疗鼻渊头痛、鼻塞流涕，但苍耳子具有一定毒性，主要原因是用量大引起肾脏损害、氮质血症等，因此入汤剂的建议使用量为 3～9g。在该部分内容的学习过程中，学生掌握苍耳子的毒性这一专业知识，并以此指导调方，培养勤恳的敬业精神和法律意识。

3. 薄荷、蝉蜕清热功用

薄荷、蝉蜕同属于发散风热药，两者都能够起到疏散风热的作用。其中薄荷辛凉芳香，发汗之力较强，且能疏肝理气、清利头目；蝉蜕甘寒质轻，长于疏散肺经风热且明目退翳，凉肝息风止痉。二者同属常见中药材，夏季亦是收获蝉蜕的季节，在此学习过程中，可以发动学生寻找蝉蜕，制作标本，培养学生的劳动能力和审美能力。

（三）模块三：清热药

1. 夏枯草散结功效

夏枯草属于清热泻火中的一种，具有清热泻火、明目和散结消肿的作用。适用于瘰疬、瘿瘤、乳痈肿痛等。随着工作和生活压力的增加，甲状腺、乳腺结节的发病率逐年上升。经过系统的学习，明确夏枯草的功效以及古籍中夏枯草用于治疗大脖子病的案例，挖掘祖国医学宝库中的宝贵资源，担负起发扬中医药文化的义务责任以及深刻理解专业知识和运用专业知识的能力。

2. 蒲公英的采集及功效

蒲公英为清热解毒药，具有清热解毒、消肿散结和利湿通淋的作用，春夏是采集蒲公英最好的季节，较好的食用方式是连同根部一起挖出，民间也有食用新鲜蒲公英的传统，作为一种药食同源性的中药，其作用不容忽视。在学习过程中，学生应不断夯实自己的专业知识。

3. 犀牛角的来源

犀牛角属清热药物，具有泻火解毒，凉血止血，安神定惊之功效，犀角系犀科动物犀牛吻上的角，犀牛已被列入《世界自然保护联盟濒危物种红色名录》，因此临床多用水牛角替代。学生通过学习犀角的来源，明确犀牛的珍贵性，增强保护环境的义务责任，以及了解替代药物的药用价值，提升专业素养。

4. 青蒿治疗疟疾

青蒿是清退虚热药中的一种，具有清透虚热，解暑，截疟的功效。《本草纲目》中记载了青蒿治疗疟疾的作用。我国著名药学家屠呦呦带领其团队经过多年研究提取青蒿素，用于治疗疟疾，并最终获得诺贝尔生理学或医学奖。学生在此学习过程中应明确青蒿素提取的过程之艰辛，从而树立干好事业、报效祖国的情怀，崇高的劳动思想以及坚定将工作当作事业的工匠精神。

（四）模块四：泻下药

大黄是攻下药的一种，具有泻下攻积，清热泻火，凉血解毒，逐瘀通经的功效。不同历史时期对大黄进行不同种类的炮制形成清宁片，具有香气，味微苦甘，现代主要应用的是新清宁片。通过学习该部分知识，引导学生了解古代匠人对大黄不同形式的炮制工艺，学习其执着专注、一丝不苟的工匠精神以及善于运用新技术，新工艺，新方法去发现和解决问题的创造精神。

（五）模块五：祛风湿药

祛风湿药川乌为毛茛科植物乌头的干燥母根，具有祛风湿、温经止痛的功效。临床主要用于治疗风寒湿痹、心腹冷痛等病症，但川乌有大毒，因此用量一般在 $1.5 \sim 3g$，且不与半夏、贝母等同用，临床上也存在利用炮制对川乌减毒的案例。学习该知识，有助于树立学生的社会责任感以及对工作负责的职业操守，强化专业知识的学习。

（六）模块六：化湿药

佩兰的功效：佩兰为菊科植物佩兰的干燥地上部分，具有化湿、解暑的作用。《神农本草经》记载佩兰具有杀蛊毒、辟不祥，久服益气等功用。古人亦利用佩兰、沉香、丁香等中草药制成香囊佩戴以起清香、祛湿、避晦、杀虫等作用。学习该部分知识，有助于夯实学生的专业知识基础，提升专业素养，以制作香囊的方式还可以替提升学生的审美能力。

（七）模块七：利水渗湿药

薏苡仁的功效：薏苡仁为薏苡的干燥成熟种子，具有利水渗湿、健脾、除痹、清热排脓的作用，生用可清利湿热，炒用可健脾止泻，作为药食同源的中药，薏苡仁在日常生活中被人们所熟知。虽然同为利水渗湿药，薏苡仁与茯苓仍有区别，前者性凉而清热，后者性平且补益心脾，临床过程中应注意区分。学习该部分知识，有助于培养学生从实际出发，秉承以人为本的理念。

（八）模块八：温里药

附子为温里要药，其来源与川乌一致，具有回阳救逆，补火助阳，散寒止痛之功用，且有毒，临床生活中，附子常与干姜相须为用，可以增强其温阳救逆的功用。通过这部分内容的学习，有助于培养学生为实现团队目标而统一协作、相互配合的意识，以及继承发扬中医药传统文化的使命感。

（九）模块九：行气药

不同行气药物的鉴别：陈皮、橘叶、橘络、橘核等中药皆来源于橘且具备行气理气之功效，但各有不同，从日常生活出发，寻找身边的中药，如橘叶、橘络等，同一种水果可以产出不同材料的药用，且行气效果亦不相同，在求同存异的过程中增加对该类中药的认识，培养学生提高专业知识和专业素养，以及运用专业知识解决实际问题的能力。

（十）模块十：消食药

不同消食药的功效鉴别：山楂、神曲、麦芽和莱菔子皆有消食化积和胃之功效，但山楂长于消积化滞，主治肉食积滞，而神曲主要用于消水谷宿食，且炒制效用更佳、麦芽偏于消化淀粉性食物且可以平肝郁，莱菔子主治食积气滞之证。掌握该内容，有助于夯实学生的专业知识基础，养成良好的责任意识，本着对患者负责人的态度，培养以人为本的价值观念。

（十一）模块十一：驱虫药

槟榔的使用注意事项：槟榔为棕榈科植物槟榔的干燥成熟种子，具有杀虫消积、行气利水、截疟的功效。广泛应用于肠道寄生虫病的治疗，与不同药物配伍，倾向于不同种类寄生虫的消杀，临床常配伍南瓜子、使君子、乌梅等药物。长期大量嚼食槟榔对口腔、牙龈以及消化系统等有严重损害，所以应谨慎食用。学习这部分内容，可以培养学生以人为本的内在品质，同时养成具体问题具体分析的责任意识。

（十二）模块十二：止血药

大蓟与小蓟：大蓟为菊科植物蓟的地上部分，小蓟为菊科植物刺儿菜的地上部分，两者皆为凉血止血要药，广泛用治血热出血诸证及热毒疮疡。然而大蓟散瘀消肿能力强，止血作用广泛，而小蓟偏于治疗血尿、血淋。两者对生长环境要求极低，贫瘠的土壤也能够存活。学习该部分有助于学生深刻理解专业知识及知识内涵的延伸强化，同时培养学生坚定信心、不怕困难的意志力。

（十三）模块十三：活血化瘀药

益母草药名由来：益母草属活血化瘀药，具有活血调经、利水消肿、清热解毒的作用，因我国大部分地区均产此物，日常生活中应用频繁，《本草正》"善调女人胎产诸证，固有益母之号"。中草药药名来源广泛，其中不乏取象比类者，是我国中医药文化的一种传统，通过学习该内容，有助于培养学生的传承精神以及秉持以人为本理念的建立。

（十四）模块十四：化痰止咳平喘药

枇杷化痰止咳功效：随着生活水平提高，越来越多的人体重超标，多生痰湿。通过古语"百病皆由痰作祟"，枇杷是治疗有形之痰的良好药物，其叶不仅有良好的药效且形状美观。引导学生在观察枇杷叶标本的同时，借助标本装饰室内，培养美学意识。

（十五）模块五：安神药

远志的药名由来和功效：远志为远志的干燥根，具有安神益智、去痰开窍，消散痈肿的效用。辛弃疾著有"山草旧曾呼远志，故人今又寄当归"的诗句，学生在学习这部分内容时，结合药物功效和文学作品，能够充分发现生活中的中药之美，秉承着继承中医药优秀文化的态度，在传承中发展。

（十六）模块十六：平肝熄风药

羚羊角的由来和功效：羚羊角来源于藏羚羊的角，具有平肝熄风，清肝明目，清热解毒之功效。在我国羚羊主要栖息于西藏地区，属于国家一级保护动物，其角比较珍贵，临床常用山羊角代替羚羊角入药。学习这部分内容，要培养学生保护珍稀野生动植物药材的义务责任感。

（十七）模块十七：开窍药

麝香为鹿科动物麝的干燥分泌物，具有开窍醒神，活血化瘀和消肿止痛之效。麝香对中枢神经系统的作用是双向性的，小剂量兴奋，大剂量则抑制、增强中枢神经系统的耐缺氧能力，改善脑循环等。因此临床应用过程中要严格控制用量。在此学习过程中夯实学生的专业知识基础，成为心中有爱、行中有善之人。

（十八）模块十八：补虚药

人参的现代研究：人参为五加科植物人参的根，具有大补元气，补脾益肺，生津，安神益智之效。现代药理学以人参为基础，研制出参麦注射液，人参多糖注射液等，增加了其临床医用范围。学习该内容，有助于培养学生的学好学业、服务人民的情怀，承担起专心于医药，悬壶济世的责任以及激发学生参与创新创业的热情。

（十九）模块十九：收涩药

五味子与五倍子的功效鉴别：五味子与五味子二者味酸收敛，均具有敛肺止咳，敛汗止汗，涩精止遗，涩肠止泻的功效。然五味子能够滋肾，多用于肺肾两虚之虚喘，五倍子于敛肺之中又有清肺降火及收敛止血的作用。临床中应用需要对二者进行鉴别，审证求因，实事求是，将诚信内化为滋肾的行动准则。

（二十）模块二十：涌吐药

瓜蒂的功效：瓜蒂为葫芦科植物甜瓜的果蒂，具有涌吐痰食，祛湿退黄的功效，主治风痰宿食停滞以及食物中毒诸证，因本品日常生活常见，所以现实中有误食甜瓜瓜蒂致吐的案例，因此要注意告诫患者。学习本知识点，有助于学生掌握新知识，培养以人为本的观念。

（二十一）模块二十一：攻毒杀虫去腐敛疮药

樟脑的功效和别用：樟脑为樟科植物樟的枝干及根部提炼后得到的结晶，具有除湿杀虫，散寒之痛，开窍辟秽的功效，因其有毒，临床中多选择外用，亦有将樟脑制成块状、球形悬于室内除湿杀虫之用。学习此内容有助于帮助学生打开思路，培养审美能力，同时提升双创素养。

四、课程"五育融合"双创教育教学实施路径

"中药学"课程"五育融合"双创教育教学实施路径见表3–1。

表 3－1　"中药学"课程"五育融合"双创教育教学实施路径

课程模块	课程内容	双创要素	教学素材	教学实施建议	考核评价	备注
模块一：总论	中药的起源和中药学的发展	1.1 家国情怀 5.3 工匠精神	材料：不同时期中药学代表人物及页献	学生围绕各时期代表性中药学著作及医家，进行小组汇报，教师总结并就阶段性发展邀屠呦呦等中药学不同发展阶段代表人物的特点进行重点介绍，引导学生领体代表人物背景宅心仁厚的德行，尽心知性的修为，执着专注、一丝不苟的工匠精神	小组讨论（1）：就各时期医家所具有的共同品质进行小组讨论，代表汇报，根据小组汇报评分表（见表3－3），由教师、学生评议，重点考查学生对家国情怀的认知与了解	
	炮制—切制	2.1 专业知识 5.1 劳动精神 5.3 工匠精神	材料：饮片的规格及切制方法	通过讲解《中国药典》《全国中药炮制规范》对饮片的外观质量要求及茶头片、连刀片、瓜子片、柳叶片、马蹄片等图片展示，培养学生对中药饮片切制的审美能力，加强其对切制技能的重视，通过对老药工切制工艺视频的播放，让学生感受到传统炮制的巨大魅力以及炮制药师精湛的技艺，培养其精益求精的工匠精神	课后作业（1）：利用网络资源及所学，总结不同炮制方法，及其炮制时体现的工匠精神，按照课后作业进行500字论述，根据五级炮制方式赋分，重点考查学生对传统炮制及炮制过程中体现的工匠精神的感悟	
	中药的毒性	1.2 社会责任 1.3 职业道德	材料：中药毒性反应的数据、文献	采用案例式教学法和小组谈论方式，通过"学习通"推送有关中药毒性反应的新闻、文献、数据，讨论如何减少中药的毒性作用，教师从基源、炮制、配伍、用法用量等个环节进行分析总结，从而让学生意识到用药过程中严谨求实的科学态度的重要性，培养安全用药的执业理念	小组讨论（2）：就问题"药物的毒性是绝对的吗？"进行小组讨论，个人撰写报告，根据小组讨论评分表（见表3－4），由教师、学生评分，重点考查学生对中医毒性反应的认知和安全用药道德意识中体现的职业道德的认知	

续表

课程模块	课程内容	双创要素	教学素材	教学实施建议	考核评价	备注
模块一：总论	中药的产地、采集与贮存	2.2 专业技能 3.3 拼搏精神	材料：金银花采收的视频	采用案例式教学法，播放道地药材金银花采收的视频，了解采收的最佳时间和状态，在采收的过程中明确采收什么是道地药材，同时参与采收的过程的过程也是培养体育精神和团队协作精神	小组讨论（3）：根据所学，分组讨论有何不同。小组根据采集时间不同，药物采收时间有何不同，根据小组汇报撰写讨论报告（见表3-5），由教师给予评分，学生给予评分，重点考查学生对采收时间的掌握，并在采收的实践中强调中强调协作精神	
模块二：解表药	麻黄用法用量与使用注意	2.1 专业知识 2.3 专业素养	材料：如何合理利用麻黄	采用案例分析，分组讨论时，用法用量使用注意，在讲授麻黄用法用量时应该选用麻黄，任怎样的情况下应用不得当，会出现什么问题，从而树立合理用药，科学用药的态度	课后作业（2）：如何看待麻黄的用法用量，写500字小作文，根据学生对课后作业采用五级制赋分方式进行评分，重点考查学生对中药的应用，作用及用法用量掌握情况，及用药时遵法守法的意识	
	辛夷、苍耳子治疗鼻渊	1.2 社会责任 1.4 敬业精神	材料：治疗头痛、鼻炎的中药和中药制剂	采用任务驱动，收集临床常用的头痛、鼻炎中药和中成药制剂，必须立足中医理论，分析中成药应用时的注意事项，满足病人需求，培养创新意识，强化对中药专业新理论、新技术、新做法的精神追求	课堂测验（1）：在教学习通中设置客观题，设置关于不同剂型优缺点的专业知识，从中体现新型创型创新思想。根据学习通自动评判，重点病患根据病人方便治疗，满足病患需求时，不断创新的精神	

续表

课程模块	课程内容	双创要素	教学素材	教学实施建议	考核评价	备注
模块二：解表药	薄荷、蝉蜕清热功用	2.3 专业素养 4.1 审美素养 5.1 劳动精神	材料：桑叶、菊花、蝉蜕、薄荷、牛蒡等药食同源药物	采用观看视频和小组讨论的方法，分享日常生活用桑叶、菊花、蝉蜕、薄荷、牛蒡等常规的药食同源食用方法，小组之间利用具有一定功效的代茶饮，并在校园内范围内进行内推广，或尝试注册商标，培养学生的创新创业思路	小组讨论（4）： 分组讨论，如何借助药食同源的方法进行改善病情，体现创业精神，小组代表汇报，根据小组分表报，根据小表（见表3－3），由教师汇报小组评分表评分，重点考查学生对药食同源品的功效掌握，并考查学生查利用药食同源品培养创业精神	
模块三：清热药	夏枯草散结功效	1.5 传承精神 1.2 社会责任	案例：夏枯草治疗甲亢中的应用	采用任务驱动法，让学生尝试通过查找文献的方式，明确夏枯草与甲亢之间的联系，以及夏枯草作为药物其散性味功效。通过系统的学习，掌握夏枯草功效，培养学生中医药文化的使命感，发扬中医药的宝贵资源，充分发挥中医药在国民健康中的积极作用	课堂测验（2）：通过查阅文献，查找古医籍中借用夏枯草治疗大脖子病的案例，完成夏枯草散结功效具体应用的报告，按照作业评分表，由教师进行评价，重点考查学生对传承精神的认识，及培养学生发扬中医药文化的使命感	
	蒲公英的采集及功效	2.1 专业知识 2.4 双创能力 4.3 艺术素养	材料：蒲公英的一生	采用任务驱动法，通过学生查阅文献，了解清热解毒药蒲公英在治疗临床疾病中的重要作用，并通过以"蒲公英的一生"的演讲，在班级学生美办一次蒲公英标本制作大赛，加强各种学生美育，同时可以将蒲公英种子制作成各种工艺品在校园内售卖，在一定程度上培养上培养学生的双创素质	作品设计（1）：分组利用蒲公英种子制作各种工艺品在校园内售卖。根据作品设计评分表（见表3－6），学生评分，由教师、学生互评，重点考查学生的艺术素养和双创命能力	

续表

课程模块	课程内容	双创要素	教学素材	教学实施建议	考核评价	备注
模块三：清热药	犀牛角的来源	1.2 社会责任 2.3 专业素养	材料：犀牛角的视频	采用案例式教学法，通过观看视频，理解犀牛角得之不易，非危重症不用，现代多用其替代品，体现对生命急重的尊重，告知学生获取药品时要遵法守法，熟悉医药行业的发展方针政策	小组讨论（5）：学生分组谈论对犀牛角治病的看法及如何获得犀牛角，进行500字论述，个人撰写讨论报告，（见表3-4），根据小组讨论评分表，由教师小组讨论评分，重点考查学生获取药品及行医时的治治意识	
	青蒿治疗疟疾	1.1 家国情怀 5.3 工匠精神	材料：屠呦呦带领团队提取青蒿素	采用案例式教学法，通过屠呦呦的故事，告知学生的科学探索，培养学生的科学探索精神，树立为人类健康和医学事业不断奋斗、奉献终身的职业精神，并树立民族自豪感	课后作业（3）：查阅资料，用800字论述屠呦呦提取青蒿素过程中展现的精神，根据青蒿后作业五分制方式评分，由教师后作业五分制进行评分，重点考查学生对劳模精神以劳模为榜样	
模块四：泻下药	大黄泻下通便	1.5 传承精神 5.3 工匠精神	材料：清宁片技艺烦琐，周期冗长，今现代药企望而生畏	采用启发式教学法，通过讲解大黄的颁制技艺，培养学生精益求精的工匠精神，让学生充分理解保证药品质量的重要性，只有在有效传承的基础上，才能实现发展创新	课后作业（4）：查阅资料，论述清宁片制作过程中体现的工匠精神，根据课后作业五分制评分，由教师后作业五分制进行评分，重点考查学生对工匠精神的理解，教育学生工匠精神	

续表

课程模块	课程内容	双创要素	教学素材	教学实施建议	考核评价	备注
模块五：祛风湿药	川乌的用法用量	2.1 专业知识 5.1 劳动精神	材料：川乌炮制视频	采用启发式教学，观看介绍乌头类药物炮制视频，炮制作为传统技艺，不仅是对优秀传统文化的传承，更是为了保证药材的安全性，达到增效减毒的目的。告知学生制作药物或者使用药物治疗疾病时，要遵守规则，操作规范，树立严谨、正确的用药理念	课后作业（5）：论述川乌炮制过程的注意事项，以及炮制和使用过程中体现的规则意识，写500字作文。根据课后作业五进行评分，由教师进行评分，考查行医过程中严谨、正确的用药理念和遵守规则的意识	
模块六：化湿药	佩兰的功效	2.3 专业素养 4.1 审美素养 4.4 文化创意	材料：藿香，佩兰，砂仁药食同源及端午药习俗	采用观看视频和小组讨论的方法，分享日常生活中藿香、佩兰，砂仁日常用法和传统习俗，利用课余时间，号召同学们进行手工制作，结合古人喜欢佩戴香囊，自己动手制作香囊，将藿香、佩兰等化湿药物放置在香囊中，并举行香囊制作的比赛，培养学生的审美和动手能力	小组讨论（6）：对佩戴香囊的习俗的意义进行讨论，小组代表论述，按照分组任务小组评分表（见表3-3），由教学学生评分，学生评分，重点考查学生对端午习俗的认识，提高其文化素养，制作香囊的过程中培养其文化创意	
模块七：利水渗湿药	薏苡仁功效	2.3 专业素养 4.2 人文素养	案例：龙胆泻肝丸肾损伤事件	采用启发式教学，对龙胆泻肝丸引起肾损伤事件进行讨论，教师讲解明确药物来源，保证用药安全性，给学生树立安全用药的理念，培养医务工作者的严谨职业责任感，认识自己，明确职业发展定位，思考如何向规范自己的职业行为	小组讨论（7）：对如何规范自己的职业行为进行讨论，小组撰写讨论报告，根据小组汇报评分表（见表3-5），由教师对学生评分，重点培养医务工作者的严谨性和职业责任感	

续表

课程模块	课程内容	双创要素	教学素材	教学实施建议	考核评价	备注
模块八：温里药	附子的用法用量	1.5 传承精神 5.1 劳动能力	材料：附子炮制视频	采用启发式教学法，通过观看附子的加工炮制视频，了解炮制的传统文化技艺，了解中医药精湛的传统文化技艺，并且结合所学知识进行抢答。为什么附子的最佳采挖时间在每年的6月下旬到8月上旬，这反映了怎样的中医学治病养生观念。通过知识竞赛培养学生的竞争意识	课后作业（6）：查阅资料，论述附子炮制及使用的注意，并谈谈如何看待敬业精神。按照课后作业五分制评分表，由教师根据课后作业五分制评分，重点考查学生干一行爱一行的敬业精神，并利用抢答培养学生的竞争意识	
模块九：行气药	行气药物的鉴别	2.1 专业知识 2.3 专业素养	问题：陈皮、青皮、橘红、橘核、橘络、化橘红的异同	采用任务驱动法，通过进行药物鉴别和小组讨论，分析陈皮、青皮、橘红、橘核、橘络、化橘红在行气方面的不同，在实践中找寻药物鉴别特性，为临床用药奠定基础，培养中医学和临床不同的辨证思想和科学严谨的用药理念。夯实中药学专业知识，提高学生运用专业知识和技能解决实际工作问题的能力	课堂测验（3）：通过学习通陈皮、青皮、橘红、橘核、橘络、化橘红在行气方面的异同，由学习通自动评判，重点考查学生专业知识的掌握情况，并灵活运用解决实际问题的专业素养	
模块十：消食药	消食药功效鉴别	1.2 社会责任 2.3 专业素养 4.2 人文素养	材料：保和丸的临床应用	采用启发式教学法，通过向学生展示经典方剂"保和丸"，在临床消化系统疾病防治中的广泛使用，让学生进一步用中医思维去理解"消食"的内涵，也让学生感受到中医经典方剂的功效，体会传承的重要性，告知学生发现中药治疗疾病是有理可循，有据可依，从而坚定专业自信	课后作业（7）：查阅资料，根据山楂作用查找相关方案，并谈谈论后作业评分法评价，性。按照课后作业五分制评分法评价，教师根据学生感受到中医经典方剂的疗效，体会传承的重要性	

续表

课程模块	课程内容	双创要素	教学素材	教学实施建议	考核评价	备注
模块十一：驱虫药	槟榔的使用注意事项	1.2 社会责任 4.2 人文素养	材料："街边槟榔""口香糖"	采用任务驱动法，寻找街边常见的槟榔食物，采用调查问卷的方式展开调查，大众对嚼食槟榔的危害是否有了解，整理归纳后总结出最终结果。可以对大众进行宣讲，长期大量嚼服槟榔的危害	课后作业（8）： 800 字论述对嚼服槟榔危害的看法。按照课后作业五分制评分表，由教师根据课后作业五分制评分法评分，重点考查学生的法治意识和职业道德的认识	
模块十二：止血药	大蓟和小蓟的效用鉴别	4.2 人文素养	材料：小蓟（娄蒿菜）	采用任务驱动法，通过查阅文献资料和实地走访，了解每年农历三月初三，鲁西北地区采摘小蓟煮荷包蛋的习俗，了解其原因，并采入其中，参与到采摘小蓟的过程里，后期进行简单炮制、备用。通过具体实践，提高学生的人文素养	课后作业（9）： 汇总庆祝节日时，与中医药有关的习俗。由教师根据课后作业五分制评分法评分，重点考查学生对习俗的熟悉度，培养学生的人文素养	
模块十三：活血化瘀药	马钱子的毒副作用	1.5 传承精神 4.2 人文素养	案例：益母草的广泛应用	采用案例分析和启发式教学法，以及查阅相关资料，观看本草中国应用，讨论日常生活中益母草的应用，探讨益母草药名的由来，以及由药名引申而来的具体功效	课后作业（10）： 论述"益母草"药名的由来，写一写自己的看法600 字概括。按照课后作业五分制评分法，由教师根据课后作业五分制评分法，重点考查学生利用行业准则评分，重点告诫学生树立所学专业、立足所学专业的职业行为，立足所学专业、遵循职业道德规范和行为准则	

续表

课程模块	课程内容	双创要素	教学素材	教学实施建议	考核评价	备注
模块十四：化痰止咳平喘药	枇杷化痰止咳功效	4.1 审美素养 4.3 艺术素养	材料：枇杷叶的标本制作	采用项目驱动法，小组为单位收集枇杷叶，制作标本，介绍枇杷叶及枇杷叶止咳功效时，观察枇杷叶标本，并借助标本装饰室内，培养学生的美学意识	作品设计（2）： 学生分组，利用枇杷叶及枇杷叶设计评分制作标本。根据作品设计评分表（见表3-6），由教师、学生给予评价，重点培养学生的美学意识，提高审美素养	
模块十五：安神药	朱砂用法用量	1.5 传承精神 5.1 劳动精神	材料：苏轼的诗词	采用启发式教学，寻找关于远志的对联或诗句，分析其中的含义，讨论古人对远志的认识深度和意义的理解，加强民族自豪感的建立	课后作业（11）： 写一篇关于远志临床应用和文学创作的文章，800字左右。根据课后作业评分原则，由教师根据五分制评分法评分，重点考查学生对写作为医师或药师的职业道德，以及培养学生精益求精的工匠精神	
模块十六：平肝息风药	羚羊角的用法用量	1.2 社会责任 4.2 人文素养	材料：药物羚羊角的视频	采用启发式教学，通过观看视频，使学生认识到羚羊角的尊重，培养尊重，敬畏与感恩之心，对生命的和谐相处，并让学生意识到猎杀、贩卖保护动物属于违法行为，珍爱护动物人人有责	课堂测验（4）： 讨论珍贵的动物药材如何获取及使用。按照分细则，由教师进行评价，重点考查学生对生命的敬畏，培养学生爱护动物、保护环境的良好人文素养	

续表

课程模块	课程内容	双创要素	教学素材	教学实施建议	考核评价	备注
模块十七：开窍药	麝香用法用量	2.1 专业知识 3.2 拼搏精神	材料：获取麝香及使用麝香	采用材料教学和启发式教学，观看采集麝香的相关视频，培养学生树立热爱自然的意识，保护野生动植物的意识，尊重自然规律	课堂测验（5）：探讨麝香获取的途径及使用麝香，600字概括。按照课堂作业评分细则，教师根据是否符合题意等进行评分，重点考查学生对生命的敬畏，提高人文素养，并且告诫学生任何行业都需要讲规则、守规矩	
模块十八：补虚药	人参现代研究	1.1 家国情怀 2.4 双创素质 5.3 工匠精神	材料：人参煎剂对力竭小鼠抗疲劳能力影响的研究实验资料	采用任务驱动法、查阅文献，通过古代医家对人参补气作用的实验研究，使学生充分认识到人参的功效，去糟粕取精华的重要性，培养学生守正创新的思维	课堂测验（6）：通过对人参的古人应用案例和现代实验的重要性，探讨传承和创新的重要性，600字概括。按照课堂作业评分细则，教师进行评分，根据课堂作业是否符合题意等学生汲取中医药文化的精华，重点引导学生守正，培养创新思维和创新精神	
模块十九：收涩药	罂粟敛肺止咳	1.2 社会责任 4.1 审美素养	案例："女子轻信'罂粟治病说'非法种植700多株被刑拘"	采用启发式和案例式教学，组织学生在实验室鉴别五味子与五倍子，从外观、性味和功效多方面区别，强调在审方过程中要严谨求实	课后作业（12）：探讨如何鉴别五倍子与五味子，600字进行论述。按照课后作业评分表根据评分法由教师进行评分，重点考查学生正确健康的审美素养，培养学生遵纪守法	

续表

课程模块	课程内容	双创要素	教学素材	教学实施建议	考核评价	备注
模块二十：涌吐药	瓜蒂涌吐的作用	2.1 专业素养 5.1 劳动精神	案例：误食甜瓜蒂致吐	采用案例式和启发式教学，通过介绍误食甜瓜蒂致吐的案例，加强中药专业性的认识，强化学生对专业知识，提高学生专业素养，并提到食物来之不易，鼓励学生培养劳动精神	课后作业（13）：探讨作为医学院学生如何提高专业素养，600字进行概括，由教师根据课后五分制评分表进行评分，按照课后五分制评分法进行评分，重点提示学生应加强中药专业知识，提高学生专业素养。同时鼓励学生积极劳动，体会食物的来之不易	
模块二十一：攻毒杀虫去腐敛疮药	樟脑的功效和别用	2.4 双创素质 4.1 审美素养	材料：樟脑球的制作	采用任务驱动法，带领学生学习制作樟脑球，在制作的过程中深刻理解樟脑磨势杀虫的作用，强化对合理用药的认识	小组讨论（8）：探讨毒性药物的使用禁忌，600字进行概括，由小组代表汇报，根据小组评分表（见表3-3），由教师给予评价，重点考查学生对攻毒杀虫去腐敛疮药的功效应用，提高学生法用量的掌握，提高专业素养	

五、考核评价

根据"中药学"课程"五育融合"双创教育教学实施路径中考核评价栏目规定的考核方式，过程性评价与终结性评价相结合，采用多元化考核评价方式，注重学生创新精神、创业意识和创新创业能力评价。

（一）评价形式

评价形式（见表3-2）。

表3-2　　　　　　　　　　　评价形式表

项目	小组讨论	作品设计	课堂测验	课后作业
数量	8	2	6	13
占比（%）	27	7	21	45

（二）小组讨论

方式一：小组讨论，代表汇报。组内学生自评占20%，学生互评占20%；全体学生评价代表汇报情况占30%；教师评价代表汇报情况占30%。代表汇报成绩作为小组成员成绩。适用于小组讨论（1）（4）（6）（8）（见表3-3）。

表3-3　　　　　　　　　　　小组汇报评分表

项目	主题突出	时间控制	仪表仪容	应变能力	回答问题	备注
权重	0.4	0.1	0.1	0.2	0.2	

方式二：小组讨论，个人撰写讨论报告。组内学生自评占30%，学生互评占30%，教师评价学生撰写报告情况占40%。适用于小组讨论（2）（5）（见表3-4）。

表 3 – 4　　　　　　　　　　　　小组讨论评分表

项目	逻辑分析	沟通能力	人际合作	举止与仪表	组织协调	备注
权重	0.3	0.1	0.1	0.3	0.2	

方式三：小组讨论，小组撰写讨论报告。组内学生自评占 20%，学生互评占 30%，教师评价小组报告撰写情况占 50%。小组报告成绩作为小组成员成绩。适用于小组讨论（3）（7）（见表 3 – 5）。

表 3 – 5　　　　　　　　　　　　小组汇报评分表

项目	主题突出	时间控制	仪表仪容	应变能力	回答问题	备注
权重	0.1	0.1	0.3	0.3	0.2	

2. 作品设计

本课程过程性评价中，作品设计共 2 个，每件作品满分为 10 分。评分方式为：组内学生评价占 20%；全体学生评价占 30%；教师评价占 50%。作品设计评分要点见作品设计评分表。适用于所有作品设计（见表 3 – 6）。

表 3 – 6　　　　　　　　　　　　作品设计评分表

项目	设计理念新颖	设计方案合理	符合设计要求	新技术应用	设计作品完整	备注
权重	0.2	0.3	0.2	0.1	0.2	

3. 课堂测验

本课程过程性评价中，课堂测验共 6 个，每份课堂测验满分为 100 分，通过"学习通"记录学生成绩。课堂测验题包括专业知识测试题和开放型测试题，专业知识测试题中客观题由"学习通"自动评判，主观题和开放型试题由教师评价，考查学生的作答是否情感、思想健康，是否符合题意；是否有深刻、丰富的内涵，是否有创新，开放型试题旨在激发学生自我表达能力和想象力，培养创新型人才。

4. 课后作业

本课程过程性评价中，课后作业共 13 个，根据考核内容分为报告式作业和论文式作业。报告式作业主要考查学生是否能够根据要求查阅资料、内容和材料是否翔实、是否能够将相关专业知识及理论联系；论文式作业主要考查学生是否能综合分析问题、条理是否清晰，解决问题的方法是否有创新性。课后作业根据学生完成情况由任课教师综合评定，采用五级制方式赋分。

5. 终结性评价标准

围绕五育融合课程创新创业教育目标，组织终结性评价包含期中考试和期末考试两类，采取百分制计分，期中考试占 75%，期末考试占 25%，采取纸笔作答。试题形式和内容突出基础性、综合性、应用性和创新性，通过设计开放性、探究性试题以及非标准答案的试题，在考查专业知识的基础上，引导学生多角度认识问题，鼓励学生主动思考、发散思维，考查和培养学生的探究意识和独立思考、创新能力。

（三）评价结果计算

根据《"五育融合"大学生创新创业指数综合测评办法》，计算五育融合课程创新创业基础指标达成度和学生创新创业基础指标达成度。

（四）评价结果使用

教师针对达成度低的分项指标进行全面分析，从教学目标设计、教学方法使用、教学环境创设、教学活动组织、学生学情等方面撰写教学反思，优化教学设计，持续改进教学，提高课程教学质量。

围绕学生个体达成度低的分项指标进行系统分析，从学生学习态度、学习习惯、学习方式等方面分析存在原因，对学生进行个性化辅导，引导学生增强创新精神，树立创业意识，提高创新创业能力。

第四章

"方剂学"课程"五育融合"创新创业教育教学设计

一、课程基本情况

"方剂学"是中药学专业的一门核心课程。方剂学是研究治法与方剂配伍规律及其临床运用的一门学科，是中医学理、法、方、药的重要组成部分，辨证施治的主要环节。本课程共 48 学时，3 学分。

通过本课程的学习，使学生了解有关方剂分类、剂型、用法等基本知识，熟悉常用治疗大法的有关理论知识，掌握组方的基本结构和方剂组成变化的主要形式及其对功用、主治的影响，掌握常见方剂的组成、用法、功用、主治、方解及其主要加减变化；初步学会合理用药及问病荐药的职业能力，为中药学专业相关课程的学习及今后工作奠定基础。

二、课程"五育融合"双创教育教学目标

本课程围绕中药学专业人才培养目标，结合教学内容，落实"五育融合"要求，在创新创业教育方面达到以下教学目标：

（1）结合方剂学发展简史等教学内容，挖掘家国情怀、社会责任、诚信品质、敬业精神、传承精神元素，培育学生为国为民、建设中医药强国、传承中医药事业的使命担当；

（2）结合和解剂等教学内容，挖掘双创元素，强化专业素养，提升创新精神、创业意识和创新创业能力；

（3）结合解表剂等教学内容，挖掘拼搏精神、协作精神、规则意识、竞争意识元素，树立规则意识，塑造顽强拼搏、团结协作、敢为人先的意志

和精神；

（4）结合桂枝汤的服用方法等教学内容，挖掘审美素养、人文素养、艺术素养、文化创意元素，激发学生创新灵感和创造活力；

（5）结合开窍剂等教学内容，挖掘劳动精神、劳模精神、工匠精神、创造精神元素，提升创新创业精神和实践能力。

三、课程知识与"五育"中的双创要素

（一）模块一：绪论

"方剂学"发展简史：方剂学的发展具有 2000 多年的历史，现存方书达 1950 种，这些典籍凝结着古代劳动人民的智慧，对现代疾病的治疗及中成药的开发，有巨大的借鉴作用。每个时期的医家著作都对中医学的进步起到了巨大的推动作用。

（二）模块二：解表剂

桂枝汤煎服注意事项：桂枝汤源自东汉张仲景的《伤寒论》，能调和营卫是治疗外感风寒表虚有汗，症见恶风、发热、头痛、脉浮的代表方。书中对药物煎服法，尤其是服用方案做了详尽说明，归纳要点有三，第一，密切观察病情变化，根据病情确定服药剂量和时间，从小量开始，逐渐加量，中病即止。第二，注意饮食起居，佐以热稀粥，注意保暖，以助药力；禁生冷、黏滑、肉面、五辛、酒酪臭恶等食物。第三，服药后发汗，以微微汗出为度，切忌大汗淋漓，损伤正气。桂枝汤煎服法阐释之详尽，深刻体现了张仲景对于病人无微不至的人文关怀和严谨细致周到的职业素养，引导学生感受中医大家医者仁心的情怀，树立以病人为中心的医德医风，培养严谨求实的科学精神和专业素养。

（三）模块三：泻下剂

十枣汤的用法：十枣汤源于张仲景《伤寒论》，具有攻逐水饮之效，主治悬饮、水肿等症，现常用于治疗渗出性胸膜炎，肝硬化，慢性肾炎所致之

胸水，腹水或全身水肿属于邪胜而体实者。该方的命名与其煎服法有关，方中以芫花（熬）、甘遂、大戟三药等分捣为散，身体强健者每服 1 克，身体瘦弱者 0.5 克。服药时，先用水 300 毫升，煮大枣 10 枚，取 240 毫升，去滓，纳入药末，平旦温服；若下少病不除者，明日更服，加 0.5 克；得快下利后，可进米粥，护养胃气。十枣汤药味虽然只有 3 味，但均为峻下逐水药，药性骏猛，泻下之力强，且多为有毒之品，服用时必须佐以大枣十颗，一则缓解药物毒性烈性，二则固护脾胃之气，且要根据体质和治疗效果，严格控制用药剂量，从小剂量开始，中病即止，否则容易引发变证，损伤胃气。作为医务工作者，必须要明确方药的功效和适应证，严格把握用药剂量和煎服方法，防止用药不当带来不良反应。良好的专业素养是衡量学生岗位能力的重要标准，借此引导学生认真求学，熟练掌握专业知识和专业技能，能够运用专业知识分析和处理具体问题，为病人解除疾病痛苦，逐步实现个人梦想和人生价值。

（四）模块四：和解剂

逍遥散出自《太平惠民和剂局方》，具有疏肝解郁、养血健脾之效，主治肝郁血虚脾弱者，是疏肝健脾的代表方，也是妇科调经的常用方。该方名字的由来与其组方配伍密切相关，又与中国传统文化渊源深厚。肝性喜条达，恶抑郁，为藏血之脏，体阴而用阳。若情志不畅，肝木不能条达，则肝体失于柔和，以致肝郁血虚；则两胁作痛，头痛目眩；郁而化火，则口燥咽干；肝木为病易于传脾，脾胃虚弱故神疲食少；肝藏血，主疏泄，肝郁血虚脾弱，在妇女多见月经不调、乳房胀痛。方中以柴胡疏肝理气，归、芍补血养肝，白术、茯苓、甘草健脾益气，少许薄荷透达肝经郁热，烧生姜温运和中，甘草调和诸药，诸药合用，使肝郁得疏，血虚得养，脾弱得复，气血兼顾，肝脾同调，立法周全，组方严谨。诚如《古方选注》所言"为调和肝脾的常用方，服后可使肝气畅达，郁结消解，气血冲和，神情悦怡，故名之"。逍遥散名字由来，亦与我国古代道家哲学思想有关，"逍遥"既是对顺应天地六气变化的描述，也是对调性畅情治疗疾病作用的高度概括，《诗经》提到"河上乎逍遥"；《庄子》认为，逍遥于天地之间而心意自得。综合以上，古人将中医临床与祖国传统文化相结合，将此方命名为逍遥散，反映了精湛的临床技能、深厚的文化底蕴和奇妙的文化创意，由此引导学生深刻体会方剂配伍的重要意义，培养严谨求实的科学态度和专业素养，领悟中医药文化的源远流长，激发学生对传统文化的热爱之情。

（五）模块五：清热剂

白虎汤的命名由来：白虎汤，出自《伤寒论》，具有清热生津之功效，主治气分热盛证，症见壮热面赤，烦渴引饮，汗出恶热，脉洪大有力。临床常用于治疗感染性疾病，如大叶性肺炎、流行性乙型脑炎、流行性出血热、小儿夏季热等属气分热盛者。虎在中医药传统文化中有着深厚的内涵，中国古代医书，如汉代《别录》、唐代《本草拾遗》、宋代《本草衍义》、明代《纲目》、清代《医林纂要》等，对虎的药用功效皆有记载和阐述。白虎汤的命名源自中医"取向比类"的哲学思维，与我国传统文化密切相关。中医认为"白虎"为西方金神，对应秋季凉爽干燥之气，方药以白虎命名，寓意解热作用迅速，如秋季凉爽干燥之气降临大地，一扫炎暑湿热之气。除此之外，中医尚有青龙汤、朱雀汤、玄武汤系列方，对应中国古代天际内四象二十八星宿的名称，即"东青龙、南朱雀、西白虎、北玄武"。不难看出，方药命名的背后，彰显了博大深厚的中国传统文化，以此培养学生对中医药传统文化的认同感和自豪感，增强文化自信，强化为中医药事业奋斗进取的理想信念。

（六）模块六：祛暑剂

六一散的应用：六一散，由滑石粉 180 克，甘草 30 克组成，具有清暑利湿的功效，用于治疗暑湿证症见发热、身倦、口渴、泄泻、小便黄少。该方又名天水散，根据方中药物组成，取其"天一生水，地六成之"之义，有"凡人之仙药"的美誉。六一散药味简单，临床随证加减，可变方为益元散、碧玉散、鸡苏散，外用可治疗和预防痱子、湿疹，效果显著，价格便宜。六一散作为物美价廉的方药代表，凝结了古代医家的心血和智慧，如何将单一方药加减化裁，改善剂型，扩大临床应用，方便患者使用，是中医药工作者必须要思考的问题，以此引导学生感受中医药传承与创新的重要性，培养守正创新的意识，激发创新发展思维，不断拓展方药新用途，研发新剂型，为中医药国际化发展贡献力量。

（七）模块七：温里剂

四逆汤相似方剂鉴别：四逆汤，由附子（制）、干姜、炙甘草组成，具有温中祛寒、回阳救逆的功效，用于治疗阳虚欲脱、冷汗自出、四肢厥逆、下利清谷、脉微欲绝。四逆汤所治之四肢厥逆，系阳气严重虚脱，四肢不温所致，故以回阳救逆，补火助阳之辛热附子，配以辛温助阳的干姜，力挽狂澜，共奏补火回阳之效。四逆散，出自《伤寒论》，为和解剂，药物组成为甘草（炙）、枳实、柴胡、芍药（各6g），具有透邪解郁、疏肝理脾之功效，主治阳郁厥逆证，症见手足不温或腹痛、或泄利下重、脉弦。本证多由外邪传经入里，气机为之郁遏，不得疏泄，阳气内郁，不能达于四末所致。临床治疗以柴胡升发阳气，疏肝解郁，透邪外出；白芍敛阴养血柔肝，助力柴胡升散而无耗伤阴血之弊；枳实理气解郁破结；使以甘草，调和诸药，益脾和中。四逆汤与四逆散均能治疗四肢不温，但阳郁不疏之"四逆"与阳衰阴盛的四肢厥逆有本质区别。正如李中梓云："此证虽云四逆，必不甚冷，或指头微温，或脉不沉微，乃阴中涵阳之证，惟气不宣通，是为逆冷"。四逆汤与四逆散，虽一字之差，但方药组成与功用却大相径庭，借此引导学生从治病救人的大局出发，从细微处着手，能够鉴别相似方药的组成与功用，养成举一反三、触类旁通的思维习惯，培养严谨细致的治学态度和专业素养，才能在中医药工作中游刃有余。

（八）模块八：补益剂

六味地黄丸的组方与配伍：六味地黄丸，源自钱乙《小儿药证直诀》，由熟地黄、酒萸肉、山药、牡丹皮、茯苓、泽泻组成，具有滋阴补肾的功效，用于治疗肾阴亏损，头晕耳鸣，腰膝酸软，骨蒸潮热，盗汗遗精。该方以其九蒸九晒的炮制技艺、三补三泻的配伍关系、因其显著的临床疗效和广泛的临床应用，受到历代中医大家的推崇，成为补肾滋阴的首选方药。六味地黄丸以"九蒸九晒"之熟地为君药，严格的炮制工艺成就了其补肾益精的显著功效，这就要求学生在学习和工作中务必树立不畏辛苦，勇于拼搏的坚强意志和精益求精的工匠精神。该方"三补三泻"的经典配伍亦为历代医家所称道，方中以熟地 24 克补肾，山茱萸、山药各 12 克补肝健脾，泽泻、丹皮、茯苓各 9 克，分别泄肾浊、肝火和脾湿，彰显了中药配伍的大道平衡之美，反映了不同药物在完成共同作用时的分工协作之效。基于此配伍关系，引导学生治病用药切忌滥补滥泻，一定顺应人体生理病理变化，补中寓泻，补而不滞；泻中寓补，不伤正气，才能事半功倍，收到良好的治疗效果。同时，引导学生感受分工协作的重要意义，无论于学习还是工作，各司其职，团结协作，才能取长补短，将各自优势发挥到极致，打造最佳的团体效应。

（九）模块九：固涩剂

牡蛎散的出处与使用注意：牡蛎散，以黄芪、麻黄根、牡蛎各 30 克组成，具有敛阴止汗、益气固表之功效，主治体虚自汗、盗汗，临床上用于治疗病后、术后或产后身体虚弱、自主神经功能失调以及肺结核等所致的自汗、盗汗，属体虚卫外不固，又复心阳不潜者。该方出自宋代太医局编制的《太平惠民和剂局方》，书中广泛收录民间常用的有效方药，至宝丹、牛黄清心丸、苏合香丸、紫雪丹、四物汤、逍遥散等名方一并收录在册，是民间医家劳动与智慧的结晶，引导学生感受协作与创新的重要意义。该方仅适用于表虚有汗且无实邪者，临床应用时务必辨证准确，否则容易闭门留寇，加重病情。这就要求医者必须熟练掌握方药的适应证，同时具备良好的临床诊断技能，才能在临床诊疗中驾轻就熟，避免出现纰漏，以此引导学生加强专业技能、专业知识的学习，进一步提升专业水平。

（十）模块十：安神剂

交泰丸是治疗心肾不交的著名中药方剂。五行中心属火，肾属水，心肾功能协调，水火相济，心藏神的功能才能正常。心火亢盛，肾阳不足可导致心肾不交，欲使心肾相交，就必须既清心泻火以使心火下降，又当扶助肾阳以鼓舞肾水上承。交泰丸取黄连苦寒，入少阴心经，降心火，不使其炎上；取肉桂辛热，入少阴肾经，暖水脏，不使其润下；寒热并用，水火既济。现代用交泰丸治疗失眠、心律失常、扁桃体炎、咽炎、更年期郁症等属心肾不交证者，增强学生对中药专业的文化自信和传承发展中医药文化的使命担当。

（十一）模块十一：开窍剂

安宫牛黄丸的注意事项：安宫牛黄丸是我国传统药物中最负盛名的急症用药，用来治疗卒中急性期（痰热腑实者）、流行性脑脊髓膜炎、乙型脑炎、颅脑创伤昏迷、中毒性肺炎、败血症等病。但主要针对的是属热证、实证的卒中急性期（起病 2 周内），属于急救药，不是预防药，更不是养生保健药。因此该药使用时必须辨证清晰，严谨用药，引导学生夯实专业知识基础，形成严谨用药的职业精神，强化其专业素养。

（十二）模块十二：理气剂

越鞠丸的配伍：越鞠丸具有行气解郁的功效，主治六郁证。越鞠丸的组方特点为"五药治六郁"。越鞠丸由香附、苍术、川芎、栀子、神曲组成。香附开气郁、苍术燥湿郁、川芎调血郁、栀子解火郁、神曲消食郁，五郁得解、痰郁自消。该方"五药医六郁，贵在治病求本"，气在人体是将帅，是保证津液、血液、食物等有形之物的运行为前提，强化学生专业知识的同时，引导学生意识到各药配伍的重要性，培养其团结协作的精神。

（十三）模块十三：理血剂

血府逐瘀汤的附方：血府逐瘀汤具有活血化瘀，行气止痛的功效，主治胸中血瘀证。血府逐瘀汤同膈下逐瘀汤、通窍活血汤、少腹逐瘀汤、身痛逐瘀汤共为王清任的五逐瘀汤，常称五逐瘀汤，各方均以桃仁、红花、川芎、赤芍、当归等为基础药物，都有活血祛瘀止痛作用，主治瘀血所致的病症。因配伍的药物不同，其主治也有所不同，临床用药时要根据病人的具体情况辨证用药，培养学生的辨证用药思维，又要引导学生养成严谨执业的敬业精神、以人为本的人文素养。

（十四）模块十四：治风剂

镇肝熄风汤的由来：本方来自张锡纯的《医学衷中参西录》"治内中风证（亦名类中风，即西人所谓脑充血证），其脉弦长有力（即西医所谓血压过高）"，是张锡纯学术思想的代表方。张锡纯提出了"衷中参西"的医学思想，为近现代中医学的发展做出了突出贡献。引导学生学习张锡纯不畏艰难、潜心研究的创造精神，也要培养其学习中医的传承精神。

（十五）模块十五：治燥剂

玉液汤的运用：玉液汤具有益气生津，润燥止渴的功效，主治消渴病，消渴病与现代糖尿病为同一种疾病。课前通过小组分组的方式，给学生布置任务，预习治燥剂相关内容，并自主观看视频《千古名方——玉液汤》，从视频讲解和课本内容中总结该方是如何起到治疗糖尿病的作用。通过古方治疗现代疾病的案例，总结守正创新的重要性，提高学生运用专业知识和技能解决实际现代问题的能力，培养学生的专业素养和创新精神。

（十六）模块十六：祛湿剂

茵陈蒿汤：茵陈蒿汤具有清热，利湿，退黄的功效，主治湿热黄疸症。茵陈蒿汤作为治疗黄疸的经典方剂，其疗效卓越，现代用来治疗新生儿黄疸的"茵栀黄口服液"就是在其基础上演变而来，因此茵栀黄口服液使用时主要针对的是湿热型黄疸，不可不辨证而盲目用药。在引导学生在充分发扬创造精神进行中药传承时，更要遵守中医基本理论，强化专业素养。

（十七）模块十七：祛痰剂

二陈汤：二陈汤是祛痰基础方，以燥湿化痰，理气和中为主要功效，该方以君臣药命名，突出强调治脾消痰的作用机制，又强调了半夏、陈皮陈久者良的传统用药特点。强化学生专业知识、专业素养的同时，引导学生要合理选择药物，减少不良反应，培养以人为本的人文素养。

（十八）模块十八：消食剂

保和丸的作用：保和丸具有消食导滞的作用，主治食积停滞症，属于八法中的消法。《丹溪心法》卷三中"保和丸，治一切食积"。方中有三组药物，第一组：焦三仙和莱菔子，焦三仙可消面食、肉食、酒食，莱菔子主要是消食除胀，降气化痰；第二组陈皮，半夏，此为二陈，可理气和胃，燥湿化痰；第三组为连翘可清热解毒消肿散结。保和丸不仅对消化系统疾病有良好的治疗作用，还在呼吸系统、心血管系统、妇科、儿科疾病中收到了显著的临床疗效。保和丸组方严谨、各药协同合作、可消食、导滞、和胃、主治食积停滞、脘腹胀满、暖腐吞酸、不欲饮食。保和丸的组方和临床应用，不仅可以使学生意识到协作的重要性，还可以增强学生的专业自信、增强其传承中医药事业的使命感。

四、课程"五育融合"双创教育教学实施路径

"方剂学"课程"五育融合"双创教育教学实施路径见表 4 – 1。

表 4 - 1　　"方剂学"课程"五育融合"双创教育教学实施路径

课程模块	课程内容	双创要素	教学素材	教学实施建议	考核评价	备注
模块一：绪论	方剂学发展简史	1.1 家国情怀 1.2 社会责任 1.4 敬业精神	材料：历代医家的方剂学主要贡献	采用分组讨论法，引导学生围绕历代名医大家的方剂学著作及其主要贡献，进行小组讨论和汇报，由教师进行总结，重点分析东汉张仲景的《伤寒杂病论》、唐代孙思邈《备急千金方》和明代朱橚《普济方》《太平惠民和剂局方》等代表性的著作，引导学生领悟中医大家家国天下的情怀和改天不倦的敬业精神，激发民族自信心，培养为中医药事业奉献的社会责任感	小组讨论（1）：围绕方剂学代表性医家和著作开展小组讨论，组长汇报，根据小组讨论（汇报）评分表（见表 4-3）进行评分，重点考查学生对中医药方剂学发展的认知和对人生价值以及社会责任的理解	
模块二：解表剂	桂枝汤煎服法注意事项	2.3 专业素养 4.2 人文素养	问题：桂枝汤煎服上有什么注意事项	采用情景模拟法，由小组成员扮演医师和患者，模拟桂枝汤在煎服过程中应注意哪些具体事项，引导学生感受中医大家对于病人无微不至的人文关怀的职业素质，培养以病人为中心的医德医风和科学严谨的专业素养	作品设计（1）：围绕桂枝汤在煎服上的注意事项，由学生设计场景表演，重点考查学生对专业用药的认知	
模块三：泻下剂	十枣汤用法	2.1 专业知识 2.2 专业技能	问题：如何理解十枣汤中十颗大枣的意义	采用小组讨论法，引导学生理解掌握毒性烈性药的使用注意事项，认识到扎实的专业知识和专业技能对于将枣工作的重要性，培养科学合理用药理念和严谨治学的态度	小组讨论（2）：围绕十枣汤中十颗大枣的意义，学生撰写个人学习报告，根据小组讨论评分表（见表 4-4）进行评分，重点考查学生对严谨科学用药的专业技能的理解	

续表

课程模块	课程内容	双创要素	教学素材	教学实施建议	考核评价	备注
模块四：和解剂	逍遥散的命名与方解	2.3 专业素养 4.4 文化创意	问题：逍遥散名字的由来	采用任务驱动，小组讨论，分析归纳逍遥散命名的由来，课堂组织学习深刻理解逍遥散的命名思想的组方配伍及我国古代哲学思想的文化底蕴和奇妙的文化创意，深厚的文化内涵，激发多彩的意蕴感悟，培养学生严谨的专业素养，强化学生对精湛的临床技能，深厚的文化底蕴和奇妙的文化创意，激发多彩的文化创意	小组讨论（3）：围绕问题开展小组讨论，组长汇报，根据评分表（见表4-3）进行评分，重点考查学生的专业素养和对传统文化的认同	
模块五：清热剂	白虎汤的命名由来	2.3 专业素养 4.4 文化创意	材料：中医方剂学与天文气象学	采用分组任务法，通过学习通发布任务，探讨中医方剂与天文气象的关系，学生查阅文献资料，形成PPT，课堂进行汇报。通过文献检索，理解中医方剂中青龙汤、朱雀汤、白虎汤、玄武汤系列方与中国古代天际内四象二十八星宿的文化渊源，领会方剂中蕴含各的专业知识和奇妙的文化内涵，增强文化自信，强化学生为中医药事业奋斗进取的理想信念	作品设计（2）：学生通过文献检索，分析中医方剂与天文气象的关系，制作PPT进行汇报。根据作品设计评分表（见表4-6）赋分，重点考查同学对方剂学专业知识的理解和中医药文化内涵的认知	
模块六：祛暑剂	六一散的应用	1.5 传承精神 2.4 双创素质 5.4 创造精神	材料：六一散的妙用	采用启发式教学法，拓展学生思考如何实现临床应用中医药的传承与创新，引导学生思考如何实现当代中医药创业项目的介绍，借助大学生创业思维，激发创新创业灵感和思路，培养传承创新意识与能力	课后作业（1）：通过观看视频《六一散的妙用》，撰写不少于500字的作业，谈谈中华民族的创新精神和自己的理想追求，题目自拟，重点考查学生的创新精神	

续表

课程模块	课程内容	双创要素	教学素材	教学实施建议	考核评价	备注
模块七：温里剂	四逆汤相似方剂鉴别	1.4 敬业精神 2.3 专业素养	问题：四逆散、四逆汤的鉴别	采用案例分析和小组讨论的方法，通过案例导入四逆汤证和四逆散证，组织学生分析讨论两组方药在组方、应用方面的区别，理解四肢不温产生的不同病因、病机，学会比较相似方药，养成举一反三、触类旁通的思维习惯，培养严谨细致的治学态度及鉴别方剂的专业素养	小组讨论（4）：围绕案例开展小组讨论，小组撰写报告，根据小组讨论（汇报）评分表（见表4－5）进行评分，重点考查学生对相似方剂的鉴别和治学态度	
模块八：补益剂	六味地黄丸的运用	1.2 法治意识 2.2 专业技能	材料：《中华人民共和国药典》等法律法规	采用启发式教学法，组织学生观看视频，分析六味地黄丸在中医养生保健中的重要地位，了解熟地黄炮制的工艺，培养学生不畏艰苦、勇于拼搏的精益求精的工匠精神；分析该方"三补三泻"的配伍关系，领会各司其职、优势互补的巧妙构思，培养学生团结互助协作的团队精神	课后作业（2）：查阅文献，通过六味地黄丸剂型变化与药物组成，探讨如何实现中医药的传承与发展，谈谈中医药的创新与发展，题目自拟，写不少于500字的作业	
模块九：固涩剂	牡蛎散的出处	1.1 家国情怀 2.2 专业技能 5.1 劳动精神	材料：《太平惠民合剂局方》	采用启发式教学法，通过对牡蛎散方药来源《太平惠民合剂局方》的介绍，引导学生体会民间医家对中医药事业做出的贡献，感受协作与创新的重要意义。启发学生分析应用该方的适应证，强调临床适应时务必辨证准确，避免闭门造寇、加重病情，引导学生强化专业技能、专业知识的学习，进一步提升专业水平	作品设计（3）：以《太平惠民合剂局方》的学术贡献和临床价值来为主题，进行PPT设计，按照作品评价标准（见表4－6）评分，重点考查学生对经典方药和著作等专业知识的掌握，对创新作与协作与创新精神的理解	

续表

课程模块	课程内容	双创要素	教学素材	教学实施建议	考核评价	备注
模块十:安神剂	交泰丸的由来	1.1 家国情怀 1.5 传承精神 2.1 专业知识	材料:交泰丸的现代应用	教师通过讲解心肾不交的临床表现、剖析交泰丸的组方原则及黄连、肉桂的作用，就由交泰丸火既济应用的材料展开讨论、强化学生专业知识应用的同时，增强学生对传统中医药文化的自信，培养其传承发展中医药的使命感	小组讨论（5）：围绕材料开展小组讨论、小组撰写报告（汇报）评分表（见表4－5）进行评分、重点考查学生对中医阴阳理论的领会，同时培养家国情怀和创新精神	
模块十一:开窍剂	安宫牛黄丸的运用	2.1 专业知识 2.3 专业素养	问题:安宫牛黄丸的使用注意事项是什么	就安宫牛黄丸的注意事项展开小组讨论，由学生撰写报告，教师对该问题进行总结，引导学生"辨证论治"的理念，就用强对中药物理使用过程强调，强化专业严谨应用药物的理念，培养其专业知识和专业素养	小组讨论（6）：围绕安宫牛黄丸开展小组讨论、个人撰写报告、讨论（汇报）评分表（见表4－4）进行评分、重点考查学生对同仁堂百年老店的领会，双创能力的协作精神	
模块十二:理气剂	越鞠丸的配伍	2.1 专业知识 3.2 拼搏精神	材料:越鞠丸的临床应用、"五药治六郁"的组方特点	采用分组任务方式，课前向学生发布学习任务，朱丹溪的越鞠丸全方"五药治六郁"，在讨论过程中使学生体会各家大医治病组方时不是简单的药物堆砌，明确各药配伍的意义，强化专业知识的同时，引导学生认识到结构协作的重要性	课堂测验（1）：结合课程内容，在学习通布置课堂测验，专业知识测试题着重点考查学生对越鞠丸配伍特点的了解及其蕴含的协作精神	

续表

课程模块	课程内容	双创要素	教学素材	教学实施建议	考核评价	备注
模块十三：理血剂	血府逐瘀汤的附方	1.4 敬业精神 2.3 专业素养 4.2 人文素养	材料：王清任的五逐瘀汤	采用案例分析、小组讨论方式，讲到血府逐瘀汤附方时通过临床案例分五清任五首逐瘀汤区分五逐瘀汤的共同成分，并通过不同药物组成及适应证，通过药物的配伍，让学生掌握五逐瘀汤的专业素养，同时培养学生的专业素养，通过了解五逐瘀汤在四物汤的基础上化裁而来，严重用药的敬业精神，以人为本的人文素养	课堂测验（2）：以五逐瘀汤的鉴别为题，展开课堂测验。专业知识测试题考查血府逐瘀汤附方的理点考查血府逐瘀汤附方的专业素养及创解，培养学生的专业素养及创新精神	
模块十四：治风剂	镇肝熄风汤的由来	1.5 传承精神 5.3 工匠精神 5.4 创造精神	材料：镇肝熄风汤的由来以及张锡纯的学术思想	采用文献查阅、小组合作的方法，课前向学生发布任务，查阅有关镇肝熄风汤中"镇肝熄风"的创制过程及学术思想，通过查阅资料，了解其在西药学进入中国的时候将面对，尝试"衷中参西"，培养学生的创造精神。镇肝熄风汤在组方实践过程中经历中经历中医各学术的专业精神，培养学生的专业自豪感和艰苦奋斗的工匠精神	小组讨论（7）：学生围绕课堂问题展开小组讨论，个人撰写讨论报告（见表4-4），根据小组讨论评分表进行评分。重点考查学生综合运用专业知识了解中医各学术思想的能力及双创素质的体现	
模块十五：治燥剂	玉液汤的运用	1.5 传承精神 2.4 双创素质	材料：千古名方——玉液汤的视频	课前通过小组分组，向学生发布任务，并自主观看视频"干古名方——玉液汤"，从视频讲解和课本内容中总结该方治疗糖尿病及糖尿病在中医学中的病名"消渴"的由来、中医学中的学习及取其精华去其糟粕的一个过程。通过守正创新的重要性，提高学生运用专业知识和技能解决实际现代问题的能力	小组讨论（8）：通过观看视频学习讨论报告，学生以小组为单位汇报学习成果，小组撰写讨论报告，根据小组讨论评分表（见表4-5）进行评分，重点考查学生对玉液汤临床应用和双创素质对玉液汤新精神的体现	

续表

课程模块	课程内容	双创要素	教学素材	教学实施建议	考核评价	备注
模块十六：祛湿剂	茵陈蒿汤	1.5 传承精神 2.3 专业素养 5.4 创造精神	材料：总局关于修订茵陈栀黄口服制说明书的公告	通过案例分析、小组讨论方式，讲到茵陈蒿汤剂型时，讲授目前应用广泛的茵陈栀黄口服液为茵陈蒿汤转化而来，通过文献查阅方式，让学生了解由茵陈蒿汤转变为成药的传承与创新，生了解由茵陈蒿汤转变为成药的传承与创新，警示学生要严格按照茵陈栀黄制剂说明书的公告、由国药总局关于修订茵陈栀黄制剂说明书的使用，在培养其传承精神和创造精神的同时，强化专业素养	小组讨论（9）： 通过茵陈栀黄口服液使用注意事项的讨论，学生以小组为单位讨论、由组长汇报，根据小组讨论评分表（见表4-3）进行评分，重点考查学生对茵陈蒿汤的运用以及传承和创造精神的体现	
模块十七：祛痰剂	祛痰剂	2.1 专业知识 2.2 专业技能 4.4 人文素养	问题：二陈汤为何以陈命名	在学习通中发布课堂讨论，对"二陈汤为何以陈命名"问题就课堂形式展现。教师就该问题总结，二陈汤是以君臣药物的名称进行命名。二陈汤中人药为陈皮、半夏利陈皮，两药均以陈久者人药为佳，强调古人用药的精准反应良反应证实用药的认知、增强学生对二陈汤方解的认知及辨证用药的素养，引导学生重视药物不良反应，培养其增强以人为本的人文素养	课堂测验（3）： 就二陈汤的组成、方解进行课堂测验，重点考查学生对二陈汤的知识及辨证运用药素养为中心、掌握程度，以及以患者为中心的人文素养、减少药物不良反应的人文精神	
模块十八：消食剂	保和丸	1.1 家国情怀 1.5 传承精神 3.3 协作精神	材料：《丹溪心法》卷3：保和丸，治一切食积	《丹溪心法》中"治一切食积"说法由教师总结归纳保和丸的主治与治疗原则，通过焦三仙、二陈汤、连翘三药的分析，引导学生意识到方剂配伍中各药物配合的重要性，通过保和丸现代应用的探讨，引导学生对传统自信的基础上，增强其专业对传承中医药精华的使命感，领悟其精华领悟方剂中各药相互配合的协作精神	课后作业（3）： 保和丸的现代应用为题课后写论文或任务作业，根据学生完成情况由任课教师综合评定，重点考查学生的家国情怀、传承精神和协作精神	

五、考核评价

根据"方剂学"课程"五育融合"双创教育教学实施路径中考核评价栏目规定的考核方式，过程性评价与终结性评价相结合，采用多元化考核评价方式，注重学生创新精神、创业意识和创新创业能力评价。

（一）评价形式

评价形式（见表4-2）。

表4-2　　　　　　　　　　　　评价形式表

评价形式	小组讨论	作品设计	课堂测验	课后作业
数量	9	3	3	3
占比（%）	50	16	16	18

（二）评价标准

1. 小组讨论

方式一：小组讨论，组长汇报。组内学生自评占20%，学生互评占30%；全体学生评价组长汇报情况占20%；教师评价组长汇报情况占30%。组长汇报成绩作为小组成员成绩。适用于小组讨论（1）（3）（9）（见表4-3）。

表4-3　　　　　　　　　　　　小组汇报评分表

项目	主题突出	时间控制	仪表仪容	应变能力	回答问题	备注
权重	0.3	0.1	0.1	0.2	0.3	

方式二：小组讨论，个人撰写讨论报告。组内学生自评占30%，学生互评占40%，教师评价学生撰写报告情况占30%。适用于小组讨论（2）（6）（7）（见表4-4）。

表 4 - 4 小组讨论评分表

项目	逻辑分析	沟通能力	人际合作	举止与仪表	组织协调	备注
权重	0.3	0.3	0.1	0.1	0.2	

方式三：小组讨论，小组撰写讨论报告。组内学生自评占 30%，学生互评占 40%，教师评价小组报告撰写情况占 30%。小组报告成绩作为小组成员成绩。适用于小组讨论（4）（5）（8）（见表 4 - 5）。

表 4 - 5 小组汇报评分表

项目	主题突出	时间控制	仪表仪容	应变能力	回答问题	备注
权重	0.3	0.1	0.1	0.2	0.3	

2. 作品设计

本课程过程性评价中，作品设计共 3 个，每件作品满分为 100 分。评分方式为：组内学生评价占 30%；全体学生评价占 30%；教师评价占 40%。作品设计评分要点见作品设计评分表，适用于所有作品设计（见表 4 - 6）。

表 4 - 6 作品设计评分表

项目	设计理念新颖	设计方案合理	符合设计要求	新技术应用	设计作品完整	备注
权重	0.1	0.3	0.3	0.2	0.1	

3. 课堂测验

本课程过程性评价中，课堂测验共 3 个，每份课堂测验满分为 100 分，通过"学习通"记录学生成绩。课堂测验题包括专业知识测试题和开放型测试题，专业知识测试题中客观题由"学习通"自动评判，主观题和开放型试题由教师评价，考查学生的作答是否情感、思想健康，是否符合题意；是否有深刻、丰富的内涵，是否有创新，开放型试题旨在激发学生自我表达能力和想象力，培养创新型人才。

4. 课后作业

本课程过程性评价中，课后作业共 3 个，根据考核内容分为报告式作业和论文式作业。报告式作业主要考查学生是否能够根据要求查阅资料、内容和材料是否翔实、是否能够将相关专业知识及理论联系，适用于课后作业（1）、课后作业（2）；论文式作业主要考查学生是否能综合分析问题，条理是否清晰，解决问题的方法是否有创新性，适用于课后作业（3）。课后作业根据学生完成情况由任课教师综合评定，采用五级制方式赋分。

5. 终结性评价标准

围绕五育融合课程创新创业教育目标，组织终结性评价包含期中考试和期末考试两类，采取百分制计分，期中考试占 15%，期末考试占 25%，采取纸笔作答。试题形式和内容突出基础性、综合性、应用性和创新性，通过设计开放性、探究性试题以及非标准答案的试题，在考查专业知识的基础上，引导学生多角度认识问题，鼓励学生主动思考发散思维，考查和培养学生的探究意识和独立思考、创新能力。

（三）评价结果计算

根据《"五育融合"大学生创新创业指数综合测评办法》，计算五育融合课程创新创业基础指标达成度和学生创新创业基础指标达成度。

（四）评价结果使用

教师针对达成度低的分项指标进行全面分析，从教学目标设计、教学方法使用、教学环境创设、教学活动组织、学生学情等方面撰写教学反思，优化教学设计，持续改进教学，提高课程教学质量。

围绕学生个体达成度低的分项指标进行系统分析，从学生学习态度、学习习惯、学习方式等方面分析存在原因，对学生进行个性化辅导，引导学生增强创新精神，树立创业意识，提高创新创业能力。

第五章

"分析化学"课程"五育融合"创新创业教育教学设计

一、课程基本情况

"分析化学"是中药学专业的一门基础课。该课程是关于研究物质的组成、含量、结构和形态等化学信息的分析方法及理论的一门科学，是化学的一个重要分支。该课程主要介绍化学分析、仪器分析及其在中药研究中的应用。本课程共64学时，4学分，其中理论部分40学时，实验部分24学时。

通过本课程的学习，学生能够掌握分析化学的基本原理、基本知识、基本技能，学生能够运用化学平衡的理论和知识，处理和解决物质分析过程中遇到的问题。培养学生科学的思维方法和实验技能、严谨的工作作风，为学习后续课程及从事专业相关工作打下良好的基础。

二、课程"五育融合"双创教育教学目标

本课程围绕中药学专业人才培养目标，结合教学内容，落实"五育并举"要求，在创新创业教育方面达到以下教学目标：

（1）结合分析化学的发展、定量分析结果的表示方法与数据处理、酸碱滴定法的应用等教学内容，挖掘家国情怀、社会责任、敬业精神元素，教育学生学好学业、立志创业，引导学生深刻认识所应承担的社会责任，树立正确的创新创业认知，使学生树立崇高的职业理想。

（2）结合有效数字及其应用、酸碱指示剂、碘量法、分光光度法测高锰酸钾浓度等教学内容，挖掘专业知识、专业技能、专业素养等双创元素，培育学生掌握分析化学基本知识、基本理论和科学的实验方法，提高专业素养，提升医学检验技术操作能力和双创能力。

（3）结合 EDTA、吸附指示剂法、高效液相色谱实验（内标法）等教学内容，挖掘审美素养、人文素养、艺术素养、文化创意元素，培养学生良好的审美意识和审美情趣，感受人文情怀，提升文化创意的能力。

（4）结合基准物质和标准溶液、氧化还原滴定法概述、氨基酸的纸色谱展开等教学内容，挖掘劳动精神、劳模精神、工匠精神、创造精神元素，培养学生热爱劳动、锐意进取、开拓创新的精神。

三、课程知识与"五育"中的双创要素

（一）模块一：绪论

1. 分析化学的发展

从近代科技发展的历程来看，分析化学的研究和发展速度是很快的，在不到一百年内就形成了具有现代化检测技术和精密科学理论的化学学科。根据分析化学的发展规律和取得科学进展的情况，一般可把现代分析化学分成三个重要阶段，或者认为在现代分析化学的发展中先后兴起了"三次大变革"，即科学基础的变革、仪器革命、新技术革命。通过学习，学生了解分析化学的特点和发展方向，培养学生在学习和工作中的竞争意识和双创素质。

2. 分析化学在医学上的应用

分析化学在医学检验和药物分析方面的应用广泛。如临床检验、药品检验、卫生检验、新药研究、病理机制研究、药代动力学和药物动力学研究、药物制剂稳定性、生物利用度等方面，都需要应用分析化学的知识和实践技能。通过有关科学研究故事的介绍，可以培养学生开拓创新、勤于钻研、勇于质疑、求真务实的科研精神，养成严谨做事和学术诚信的科研态度，培养学生的家国情怀、拼搏精神。

（二）模块二：误差与分析数据处理

1. 定量分析的误差

误差是测量结果与真实值之间的差值，是衡量准确度的指标。在分析过程中，由于受分析方法、测量仪器、所用试剂以及分析时的环境条件和工作者的主观条件等方面的限制，测量不可能得到真值，而只能无限接近真值。通过学习误差的来源与特点，学生掌握如何在分析工作中减免误差，提高分析结果的准确度。

2. 有效数字及其应用

有效数字是实际工作中能测量到的有实际意义的数字。保留有效数字位数的原则是：在记录测量数据时，只允许保留一位可疑数（欠准数）。即只有数据的末位数欠准，其误差是末位数的 ±1 个单位。有效数字不仅能表示数值的大小，还可以反映测量的精确程度，其位数不可随意增减。通过学习有效数字修约规则，培养学生掌握专业知识，提升专业技能。

3. 回归与相关分析

回归与相关分析是选择具有一定内在联系的若干变量来建立回归方程，并通过特定的处理，以对诸变量间的特定关系作出解释与说明的研究方法。变量与变量之间是不确定性的，在研究变量间的关系时，把其中一些因素作为受控制的变量，另一些变量作为它们的因变量，这种关系的分析就称为回归分析。而用某一指标来度量回归方程式所描述的各个变量之间关系的密切程度的分析就称为相关分析。通过学习回归与相关分析，引导学生经过分层、分组、多因素或合适的模型处理，找出变量之间的关系，并建立回归模型，解决临床问题和创业过程中的难题。培养学生专业知识和双创素质。

（三）模块三：滴定分析法概论

1. 滴定分析概述

滴定分析法是将一种已知准确浓度的试剂溶液（标准溶液）滴加到被测物质的溶液中，直到所加的试剂与被测物质按化学计量关系定量反应为止，然后根据所加标准溶液的体积忽然浓度计算出被测物质含量的方法。根据滴定反应的类型，滴定分析法分为四种类型；根据化学反应是否满足滴定分析的要求，常用的滴定方式有直接滴定、返滴定、置换滴定和间接滴定。通过学习理论知识结合实践操作，激发学生的学习兴趣，提升专业素养，培养学生的双创素质。

2. 基准物质和标准溶液

标准溶液是已知准确浓度的试剂溶液，基准物质是用于直接配制标准溶液或标定标准溶液浓度的物质。标准溶液的浓度有多种表达方式，常用的有摩尔浓度、质量浓度、滴定度等。通过学习标准溶液的配置和标定以及浓度换算，增强学生对溶液浓度的重视，培养学生精益求精的敬业精神和追求卓越的工匠精神。

（四）模块四：酸碱滴定法

1. 酸碱质子理论、酸碱解离平衡

酸碱滴定法是以质子转移反应为基础的滴定分析方法，是滴定分析中重要的方法之一。一般的酸碱以及能与酸碱直接或间接发生质子转移反应的物质，都可以用酸碱滴定法进行测定。酸碱质子理论及酸碱解离平衡是酸碱滴定法的理论基础。通过学习使学生加深对基础知识的理解，培养学生的社会责任意识、专业素养。

2. 酸碱指示剂

酸碱指示剂一般是有机弱酸或有机弱碱，其共轭酸碱对具有不同的结构，因而呈现不同的颜色。溶液的 pH 值改变，指示剂失去或得到质子，其结构改变，从而引起溶液颜色发生变化。通过酸碱指示剂变色原理内容的学习，引导学生养成善于观察、勤于思考的学习习惯，培养学生的专业素养、双创素质。

3. 滴定曲线及影响突跃范围的因素

在酸碱滴定过程中，溶液的 pH 值不断发生变化，尤其在化学计量点附近出现滴定突跃。以标准溶液的加入量为横坐标，以溶液的 pH 值为纵坐标绘制滴定曲线，以便确定指示剂和滴定终点。当溶液的浓度、酸碱的强度发生变化时，滴定曲线和滴定突跃也会相应发生改变。通过理论学习，学生掌握专业知识，结合实践训练，学生养成良好的实验操作习惯，培养学生的社会责任，提升学生的专业技能。

（五）模块五：配位滴定法

1. EDTA

EDTA 是常用的氨羧类有机配位剂，几乎能与所有的金属离子配位，其形成的配合物稳定性高，已被广泛用作滴定分析。EDTA 与金属离子形成的螯合物立体结构中具有多个五元环，是最稳定的结构类型。通过学习这部分内容引导学生养成善于观察、勤于思考的学习习惯，培养学生的专业素养、双创素质、审美素养。

2. 配位平衡

配位平衡是四大化学平衡之一，改变平衡条件，平衡就会移动。除了配位反应（主反应）常数之外，还需要充分考虑体系中所有共存离子、共存配体、溶液酸度等因素对主反应常数的影响，即各副反应发生程度或副反应系数的大小。通过这部分内容的学习，让学生掌握专业知识，提升科学思维能力，培养学生的家国情怀、协作精神。

（六）模块六：氧化还原滴定法

1. 碘量法

碘量法是利用 I_2 的氧化性或 I^- 的还原性进行滴定的氧化还原滴定分析方法。碘量法既可测定氧化性物质，也可测定还原性物质。在实际应用中根据利用的碘的性质不同，碘量法可分为直接碘量法和间接碘量法。通过这部分内容的学习，学生掌握碘量法的基本原理和操作要点，提升学生的专业素养，培养学生的双创素质。

2. 高锰酸钾法

高锰酸钾法是以高锰酸钾为滴定剂的氧化还原滴定法。本法的优点是高锰酸钾氧化能力强，能与许多物质起反应，应用范围广。高锰酸根离子本身有很深的紫红色，用它滴定无色或浅色溶液时，不需要另加指示剂。通过知识学习和高锰酸钾法的应用，使学生掌握专业知识的同时培养环保意识、社会责任。

（七）模块七：沉淀滴定法

1. 铬酸钾指示剂法

铬酸钾指示剂法是以铬酸钾为指示剂，硝酸银为滴定液，在中性或弱碱性溶液中以直接滴定的方式，测定氯化物或溴化物含量的银量法。此法可用于可溶性卤化物的测定、临床测定血清中氯的含量、药学检验中巴比妥类药物含量测定。通过学习铬酸钾指示剂法的操作要点，使学生树立遵守实验规则、科研意识，培养学生节约资源、保护环境的社会责任、专业素养。

2. 吸附指示剂法

吸附指示剂法是利用沉淀对有机染料吸附而改变其颜色来指示滴定终点的方法。一般以硝酸银作滴定剂。能够被沉淀吸附的有机染料称为吸附指示剂，当其被带电的沉淀胶粒吸附时，因其结构改变而导致颜色改变，以此指示滴定终点。通过吸附指示剂法实验内容和操作注意事项的学习，引导学生掌握专业知识的同时，培养学生的审美素养。

（八）模块八：重量分析方法

1. 挥发法

挥发法是利用物质的挥发性，通过加热或其他方法，使试样的待测组分或其他组分挥发而分离，然后通过称量确定待测组分含量的分析方法。挥发法又分为直接挥发法和间接挥发法。在医药卫生领域中，挥发法常用于干燥失重、灰分等的测定。通过学习让学生掌握挥发法的基本原理及操作方法，培养学生的专业素养。

2. 沉淀法

沉淀法是利用沉淀反应，将被测组分转化为难溶物，以沉淀形式从溶液中分离出来，并转化为称量形式，最后称定其重量进行测定的方法。沉淀形成过程中，聚集速度和定向排列速度有差别，从而最终形成不同类型的沉淀。通过学习，使学生掌握专业技能，同时培养学生在创新创业过程中的竞争意识。

（九）模块九：紫外——可见分光光度法

1. 吸收带

吸收带是指吸收峰在紫外光谱中的波带位置，化合物的结构密切相关。根据大量实验数据的归纳及电子跃迁和分子轨道的种类，通常将紫外——可见光区的吸收带分为四类：R 吸收带、K 吸收带、B 吸收带和 E 吸收带。吸收带的位置并不是固定不变的，而是易受分子中结构因素和测定条件等多种因素的影响，在较宽的波长范围内变动。通过这部分内容的学习，使学生树立严谨认真、一丝不苟的工作态度，培养学生的专业技能。

2. 朗伯比尔定律

朗伯比尔定律是分光光度法的基本定律，是描述物质对某一波长光吸收的强弱与吸光物质的浓度及其液层厚度间的关系。物理意义是当一束平行单色光垂直通过某一均匀非散射的吸光物质时，其吸光度 A 与吸光物质的浓度 c 及吸收层厚度 b 成正比，而与透光度 T 成反相关。通过向学生讲解朗伯比尔定律的由来和公式内容，启发学生要学会综合运用已知的知识、技能和方法，激发其好奇心、想象力，形成创新思维，并培养学生的协作精神和双创素质。

（十）模块十：液相色谱法

1. 塔板理论

塔板理论是色谱学的基础理论，塔板理论将色谱柱看作一个分馏塔，待分离组分在分馏塔的塔板间移动，每一个塔板内组分分子在固定相和流动相之间形成平衡，随着流动相的流动，组分分子不断从一个塔板移动到下一个塔板，并不断形成新的平衡。一个色谱柱的塔板数越多，则其分离效果就越好。通过学习，让学生能综合运用知识、技能和方法，激发其好奇心、想象力，不断探索未知领域，培养学生的专业素养、双创素质。

2. 薄层色谱法

薄层色谱法是将固定相均匀地涂铺在光洁的玻璃板、塑料板或金属板上形成薄层，在此薄层上根据固定相对被分离组分吸附能力的差异进行分离分析的色谱法。薄层色谱法在合成药物和天然药物的定性鉴别和含量测定中应用广泛。通过学习薄层色谱的理论和操作，提升学生专业技能，培养学生精益求精的工匠精神。

（十一）模块十一：气相色谱法

1. 气相色谱速率理论

速率理论是从动力学观点出发，根据基本的实验事实研究各种操作条件（载气的性质及流速、固定液的液膜厚度、载体颗粒的直径、色谱柱填充的均匀程度等）对理论塔板高度的影响，从而解释在色谱柱中色谱峰形扩张的原因。其可用范第姆特（Van Deemter）方程式表示。通过学习速率理论，使学生养成综合考虑各种因素，最终解决实际问题的专业技能，培养学生的协作精神。

2. 气相色谱法的应用

气相色谱法是以气体为流动相的色谱分析方法，主要用于分离分析易挥发的物质。气相色谱法已成为极为重要的分离分析方法之一，在医药卫生、石油化工、环境监测、生物化学等领域得到广泛的应用。通过说明气相色谱在医药卫生领域的应用实例，引导学生树立中国特色社会主义共同理想，努力创新，为健康中国而奋斗，培养学生的家国情怀和拼搏精神。

（十二）模块十二：高效液相色谱法

1. 化学键合相色谱

采用化学键合固定相的液相色谱法简称为键合相色谱。键合相色谱法将固定相共价结合在载体颗粒上，克服了分配色谱中由于固定相在流动中有微量溶解，及流动相通过色谱柱时的机械冲击，固定相不断损失，色谱柱的性质逐渐改变等缺点。通过学习，学生掌握根据待测组分的性质选择合适的化学键合相和流动相，培养学生专业技能，提升学生专业素养。

2. 高效液相色谱实验：内标法

内标法是将一定重量的纯物质作为内标物（参见内标物条）加到一定量的被分析样品混合物中，然后对含有内标物的样品进行色谱分析，分别测定内标物和待测组分的峰面积（或峰高）及相对校正因子，按公式即可求出被测组分在样品中的百分含量。通过内标法实验，让学生感受科学研究道路的辛苦和不断追求真理的漫长过程，引导学生如何运用现代分析技术揭开物质神秘的面纱，为日后的工作奠定坚实基础，从实验设计及技能操作中强化学生科学思维的锻炼。培养学生的专业素养和拼搏精神。

3. 高效液相色谱实验：外标法

外标法是与内标法相对，指按梯度添加一定量的标准品（对照品）于空白溶剂中制成对照样品，与未知试样平行地进行样品处理并检测。不同浓度的标准品进样，以峰面积为值绘制成标准曲线，从而推算出未知试样中被测组分浓度的定量方法。通过学习激发学生对实验的兴趣，进而引发学生持续探索的科研精神及激发学生对职业的认同感。培养学生的人文素养、文化创意。

四、课程"五育融合"双创教育教学实施路径

"分析化学"课程"五育融合"双创教育教学实施路径见表 5 - 1。

表 5 - 1　"分析化学"课程"五育融合"双创教学实施路径

课程模块	课程内容	双创要素	教学素材	"五育融合"双创教育教学实施路径	考核评价	备注
模块一：绪论	分析化学的发展	2.4 双创素质 3.4 竞争意识	材料：分析化学的发展范式	通过材料学习，让学生了解现代分析化学的任务要对物质的形态（氧化—还原态、络合态、结晶态）、结构（空间分布）、微层及薄层和在线化学和生物活性等作出瞬时追踪。随着计算机科学及仪器自动化的飞速发展，分析化学要和其他科学相结合，逐步成为生产、科研和研究中实际问题的解决者，为人类生存、生命质量安全做出贡献。培养学生在学习和工作中的竞争意识和双创素质	课后作业（1）：请结合分析化学的发展趋势，撰写不少于500字的作业，谈谈自己理想追求和行动计划，题目自拟，重点考查学生双创质和竞争意识	
	分析化学在医学上的应用	2.3 专业素养 3.2 拼搏精神	案例：我国抗击新冠肺炎疫情过程：北京中医药大学吴志生团队	通过案例分析，介绍北京中医药大学的吴志生团队，攻坚克难，攻克中药制造的在线检测、中药制造数字化等核心技术，建立了中药智慧创制系列关键技术，提升中药制造智能水平为中药质量的安全性和稳定性提升提供了必要保障，引领我国国际标准，为中医药国粹争取到相应的国际话语权。通过相应科学研究的故事的展开，可以培养学生开拓创新、勇于钻研、勤于钻研，养成严谨做事和求真、求真务实的科研态度，培养学生诚信的家国情怀、拼搏精神	课后作业（2）：以中药研究中分析化学的应用为题撰写论文式作业，应用为题撰写论文式作业成完成情况由任课教师综合评定，重点考查学生对案例中的中国力量综合理解、领悟专家中的理解，领悟专家的家国情怀、拼搏精神在疫情防疫中的意义	

续表

课程模块	课程内容	双创要素	教学素材	教学实施建议	考核评价	备注
模块二：误差与分析数据处理	定量分析的误差	1.4 敬业精神 5.3 工匠精神	材料：打靶射击	教师引入案例打靶射击，将定量分析过程比作打靶射击来对工作极端负责的道德性和职业态度，引导学生对失误差的主观性和责任的道德性内容讲解，培养学生在分析过程中，努力提高职业技能，精益求精，培养工匠精神	小组讨论（1）：围绕课堂问题学生展开小组讨论、个人撰写讨论报告，根据小组讨论评分表（见表5-4）进行评分。重点考查学生综合运用专业知识的能力及双创能力的体现	
	有效数字及其应用	2.1 专业知识 2.3 专业素养	问题：生活中"量"的概念和意义	教师在讲解有效数字及其运算规则时，引导学生开展关于"量"的讨论，通过小组讨论让学生加深对分析化学中"量"的概念的理解。教师引入人有效数字修约规则与运算练习，培养学生严谨细致的专业素养和在分析工作中的规则意识	小组讨论（2）：学生围绕生活中的"量"展开小组讨论、个人撰写讨论报告，根据小组讨论评分表（见表5-4）进行评分。培养学生严谨细致的专业素养和在分析工作中的规则意识	
	回归与相关分析	2.1 专业知识 2.4 双创素质	材料：血清铁蛋白（Ferritin）与肥胖、糖尿病等慢病关系的研究	引入血清铁蛋白（Ferritin）与肥胖、糖尿病等慢病关系的研究材料，分析解释铁蛋白与性别、年龄等相关性的问题，从而通过以及机体的炎症状态等相关性的问题。学生学会根据数据呈现方式，如分组、分层、多因素处理，通过对建立的不同回归模型，可以拟合出适合的方法，最终选择合适的回归模型，进行比较，关系和回归模型，解决临床中遇到的问题。培养学生专业素养和双创的素质	课堂测验（1）：以回归方程为题，开展课堂测验。专业知识试题的掌握程度，重点考查学生对专业知识的掌握程度，同时对专业开放式测试题，考查学生对案例设置所蕴含的双创的理解	

续表

课程模块	课程内容	双创要素	教学素材	教学实施建议	考核评价	备注
模块三：滴定分析法概论	滴定分析概述	2.3 专业素养 2.4 双创素质	材料：测定以下待测物质的含量（NaOH、Al³⁺、Ca²⁺、K₂Cr₂O₇）设计性实验	为了达到让学生掌握选择合适滴定方式的目的，教师给出几种待测物质（NaOH、Al³⁺、Ca²⁺、K₂Cr₂O₇），结合理论教学，让学生进行实验设计。从而激发学生的学习兴趣，培养学生专业素养，提升学生的双创素质	作品设计（1）：根据作品设计评分表（见课程5-6），针对滴定方式设计内容、布置实验设计，结合滴定分析基本原理，模拟滴定分析流程。从而激发学生的学习兴趣，提升专业素质	
	基准物质和标准溶液	1.4 敬业精神 5.3 工匠精神	材料：药剂浓度表示方法及计算方法	引入药剂浓度表示方法及计算方法的材料，通过浓度计算、换算学生对溶液浓度的学习，对药品质量重要性的认识，要求学生掌握各种浓度之间的换算和溶液的配制。培养学生精益求精的敬业精神和工匠精神	小组讨论（3）：围绕课堂问题和案例学生展开小组讨论，个人撰写讨论报告，根据小组讨论评分表（见表5-4）进行评分。重点考查学生培养学生精益求精的工作作风和高度的社会责任	

续表

课程模块	课程内容	双创要素	教学素材	教学实施建议	考核评价	备注
	酸碱质子理论、酸碱解离平衡	1.2 社会责任 2.3 专业素养	案例：金龙鱼食用油"酸价超标"事件	课上教师引入案例"金龙鱼食用油'酸价超标'事件"，日常生活饮用水的酸碱度、酸雨的形成等与日常生活密切相关的酸碱理论的学习，加深对知识的理解，引导学生重视酸碱理论的社会责任意识、专业素养	小组讨论（4）： 采用翻转课堂，结合案例分析，学生课上对酸碱质子理论汇报，根据小组汇报撰写讨论报告（见表5-3）进行评分，考查学生对酸碱平衡能力的体现的认识及双创能力	
模块四：酸碱滴定法	酸碱指示剂	2.3 专业素养 2.4 双创素质	材料："化学之父"波义耳发明石蕊试纸的故事	当溶液的pH值改变时，其共轭酸碱相互发生转变，从而引起溶液颜色变化。结合酸碱指示变色原理的介绍，引入"化学之父"波义耳发明石蕊试纸的故事，引导学生勤于思考的学习习惯，培养学生的专业素养、创新精神，双创能力	小组讨论（5）： 采用翻转课堂，学生以小组为单位汇报学习成果，小组撰写讨论报告，根据小组讨论评分表（见表5-5）进行评分	
	滴定曲线及影响突跃范围的因素	1.2 社会责任 2.3 专业素养	材料：食品中苯甲酸的滴定实验	在实验过程中，除按照过程及教材内容完成常规实验实验的滴定的满定外，可增加食品中苯甲酸的使用问题，让学生平时注意观察食品添加剂的滴定实验，通过实验让学生掌握滴定曲线的绘制滴定突跃的影响因素，进而介绍《食品安全法》，培养学生社会责任、专业素养	课堂测验（2）： 在学习通布置课堂测验、检测学生对基本理论的掌握程度，重点考查学生的社会责任和专业技能	

续表

课程模块	课程内容	双创要素	教学素材	教学实施建议	考核评价	备注
模块五：配位滴定法	EDTA	2.3 专业素养 2.4 双创素质 4.1 审美素养	材料：瑞士化学家施瓦岑巴赫偶然发现 EDTA 具有较强发现 EDTA 具有较强配位能力	引入材料"瑞士化学家施瓦岑巴赫偶然发现 EDTA 具有较强配位能力"，引导学生养成善于观察、勤于思考的学习习惯。同时，结合五元环稳定性的专业素养、双创素质，培养学生的审美素养，引导学生发现自然之美，培养学生发现自然之美	小组讨论（6）： 采用翻转课堂，学生以小组为单位汇报学习成果，小组撰写讨论报告，根据小组讨论评分表（见表 5－4）进行评分，培养学生的专业素养、创新精神，双创能力	
	配位平衡	1.1 家国情怀 3.3 协作精神	问题：构筑人类命运共同体的必要性	借助配位平衡体系的理念，引导学生进行讨论，可将构筑人类命运共同体的必要性传递给学生。要实现中国人的努力，同样需要全体中国人的努力，不仅需要合适的外部环境（即环境），要想方设法消除和减小各种阻力（即副反应），才能不断提升中国的国际地位和影响力。培养学生的家国情怀，大局意识，协作精神	课堂测验（3）： 在"学习通"布置课堂测验，考查学生知识点的掌握程度，培养学生的家国情怀，大局意识，协作精神	

续表

课程模块	课程内容	双创要素	教学素材	教学实施建议	考核评价	备注
模块六：氧化还原滴定法	碘量法	2.3 专业素养 2.4 双创素质	材料：《丢掉颜色的碘伏》视频；设计性实验：黄连素片中盐酸小檗碱含量的测定	在直接碘量法的教学中引入科学小实验《丢掉颜色的碘伏》视频，从而揭示保健品、化妆品销售过程中的欺骗手段，培养学生的职业道德，提升学生的专业素养；实践训练方面教师要求学生进行设计性实验。通过"黄连素片中盐酸小檗碱含量的测定"，使学生掌握碘量法的基本原理与操作方法，培养学生的专业素养、创新精神、双创能力	课堂测验（4）：在"学习通"布置课堂测验，专业知识测试题重点考查学生对碘量法的掌握程度，开放型测试题重点考查学生的社会责任、专业素养、双创能力	
	高锰酸钾法	1.2 社会责任 2.1 专业知识	材料：以高锰酸钾法进行水体化学需氧量（COD）测定	教师以高锰酸钾法进行水体化学需氧量（COD）测定为例，采用任务驱动的方式，号召学生自主湖泊河流取样，通过介绍高锰酸钾法的原理、影响因素、指示剂等，使学生知道需高锰酸钾高锰酸量是水体污染的重要来源，生活中减少耗氧物质的使用。培养学生对水资源的保护、节约资源的意识，呼吁学生平时要注意对水资源的保护，专业道德、职业道德	课后作业（3）：以高锰酸钾为例撰写报告式作业，分析高锰酸钾法的特点及对此的思考。重点考查学生对氧化还原滴定法的认知，应用过程中所蕴含的社会责任	
模块七：沉淀滴定法	铬酸钾法	1.2 社会责任 2.3 专业素养	材料：采用微量滴定管进行莫尔法滴定分析	教师引入材料《采用微量滴定管进行分析》。通过莫尔法指示剂和铬酸钾的使用注意事项，在教学过程中遵守实验规则，树立实验室指示剂知识使用同时，节约资源、保护环境的科研意识，培养学生的职业道德、专业素养、规则意识	课堂测验（5）：在"学习通"布置课堂测验，专业知识测试题重点考查学生知识点的掌握程度，考查学生的专业素养、社会责任在过程中的体现	

续表

课程模块	课程内容	双创要素	教学素材	教学实施建议	考核评价	备注
模块七：沉淀滴定法	吸附指示剂法	2.1 专业知识 4.1 审美素养	问题：采用吸附指示剂法，用硝酸银滴定液测定 Cl⁻含量时应选择哪种吸附指示剂	引入问题：采用吸附指示剂法，用硝酸银滴定液测定 Cl⁻含量前发布问题，让学生掌握如何选择合适的吸附指示剂，并对滴定过程中的注意事项加以总结，课上进行小组汇报。同时，学生通过观察反应颜色的改变，感受化学反应变化之美，提高学生的审美素养	小组讨论（7）：通过学习通发布问题，课上进行小组汇报，根据小组评价分表 5－5 进行评分。重点考查学生对专业知识的掌握和审美素养	
模块八：重量分析方法	挥发法	2.3 专业素养	材料：氯化钡中结晶水含量的测定实验	引入材料《氯化钡中结晶水含量的测定》，将一定重量的试样加热，使水分挥去，称出试样减失的重量即为结晶水的重量。通过实验操作及数据处理，让学生掌握挥发法的基本原理及操作方法，培养学生的专业素养	课堂测验（6）：结合课程内容，布置课堂测验。重点考查学生对挥发法的认知程度，开放型测试题点考查学生的双创能力和创造精神	
	沉淀法	2.2 专业技能 3.4 竞争意识	材料：氯化钡样中钡含量的测定	引入材料《氯化钡中钡含量的测定》，介绍沉淀重量法的基本原理。重点讲解因沉淀条件不同，在沉淀过程中构晶离子不同类型的排列速度与聚集速度竞争，最终形成不同类型的沉淀。使学生在掌握专业技能的同时，培养创新创业过程中的竞争意识	课堂测验（7）：在学习通布置课堂知识测验的同时，专业知识测试题重点考查学生知识点的掌握程度，考查学生创造精神和双创能力的体现	

续表

课程模块	课程内容	双创要素	教学素材	教学学习实施建议	考核评价	备注
模块九：紫外—可见分光光度法	吸收带	2.2 专业技能 3.3 协作精神	问题：吸收带与分子结构有何关系	课前发布主题讨论问题：吸收带与分子结构有何关系？要求学生进行分组任务，查阅资料，整理汇总，课堂汇报等，小组汇报进行汇报。通过完成分组任务，使学生掌握基础知识的同时，培养学生的协作精神和专业风貌	小组讨论（8）：采用翻转课堂，学生以小组为单位汇报讨论成果，根据小组撰写讨论报告，进行评分。考查学生专业技能和协作精神	
	朗伯比尔定律	2.4 双创素质 3.3 协作精神	材料：《有关光吸收的基本定律——布格—朗伯—比尔定律》视频	通过观看视频《有关光吸收的基本定律——布格—朗伯比尔定律》，简称朗伯比尔定律。通过向学生讲解朗伯比尔定律的由来和公式内容，启发学生学会综合运用已知的知识、技能和方法，激发其好奇心、想象力，形成创新思维，并培养学生的团队协作，相互配合，共同奋进的精神风貌	课堂测验（8）：在学习通布置课堂测验，专业知识测试考查学生知识点的掌握程度，考查学生的协作精神和双创能力的体现	
模块十：液相色谱法	塔板理论	1.1 家国情怀	问题：塔板理论的成功之处与局限性	课前发布主题讨论问题：塔板理论的成功之处的成功之处，查阅资料，课堂进行分组讨论。通过完成分组任务，让学生能综合运用知识，技能和方法，激发其好奇心、想象力，不断探索未知领域，培养学生的专业素养和双创素质	小组讨论（9）：采用分组任务的形式，学生提前查阅资料并进行组内讨论，讨论结果整理后课上用讨论结果汇报，根据评分标准，组长根据评分。分表5～3进行评分。重点考查学生对知识点的掌握程度和专业素养、双创素质	

续表

课程模块	课程内容	双创要素	教学素材	教学实施建议	考核评价	备注
模块十：液相色谱法	薄层色谱法	2.2 专业技能 5.3 工匠精神	材料：异烟肼中游离肼的检查	异烟肼是一种不稳定的药物，其中的游离肼是由制备时原料引入的，或在贮存过程中降解而产生。而肼又是一种诱变剂和致癌物质，中国药典对异烟肼原料和注射用异烟肼中游离肼的检查均采用薄层色谱法。通过异烟肼中游离肼色谱法的学习，观看实验视频，学生掌握薄层色谱法的基本原理和操作技能，培养学生精益求精的工匠精神	课堂测验（9）：在"学习通"布置课堂测验，专业知识测试题重点考查学生的掌握程度，考查学生的社会责任和专业素养	
	气相色谱速率理论	2.1 专业知识 3.3 协作精神	材料：范第姆特方程各项在气相色谱法中的意义	采用任务驱动，小组合作的方法，通过材料《范第姆特方程各项爱气相色谱的意义》学习，学生掌握气相色谱速率理论的基本原理，掌握专业知识。同时学生在学习中理解各项因素都对柱效产生直接影响，同时创业就业在就业创业过程中的协作精神制约，培养学生在就业创业过程中的协作精神	课堂测验（10）：在学习通布置课堂测验，专业知识测试题重点考查学生知识点的掌握程度，考查学生的协作精神的体现	
模块十一：气相色谱法	气相色谱的应用	1.1 家国情怀 3.2 拼搏精神	材料：牛黄解毒片中冰片的含量测定	引入人材料《牛黄解毒片中冰片的含量测定》，说明气相色谱法在医药卫生领域的应用，以此引导学生树立中医药事业和为健康中国拼搏的家国情怀，培养学生的家国情怀和拼搏精神	课堂测验（11）：在学习通布置课堂测验，专业知识测试题重点考查学生知识点的掌握程度，考查学生的家国情怀和拼搏精神	

续表

课程模块	课程内容	双创要素	教学素材	教学实施建议	考核评价	备注
模块十二：高效液相色谱法	化学键合相色谱	2.2 专业技能 2.3 专业素养	材料：黄体酮中有关物质的检查	引入材料《黄体酮中有关物质的检查》，黄体酮在合成过程中可产生20β—羟基—黄体酮、20a—羟基—黄体酮等有关物质，中国药典采用高效液相色谱法进行检查。色谱条件为：用十八烷基硅烷键合硅胶为固定相，流动相为甲醇—水（65:35）。通过材料学习，学生掌握化学键合相色谱法的基本理论，培养学生专业技能，提升学生专业素养	课后作业（4）：课后撰写化学键合相色谱的应用调查报告，写明化学键合相色谱的应用领域和发展趋势。重点考查学生的专业技能和双创素养	
	高效液相色谱实验（内标法）	2.3 专业素养 3.2 拼搏精神	材料：内标法测定茶叶中咖啡因	采用情景模拟，小组讨论的方法，以小组为单位在讲授资料的同时，让学生感受科学探究道路的学苦和不断追求真理的曼长过程，引导学生如何运用现代分析技术去揭开物质的面纱，为日后的检验工作奠定坚实基础，通过实验设计及技能操作中强化学生科学思维，培养学生的专业素养和拼搏精神	课堂测验（12）：在学习布置课堂测验、专业知识测试题重点考查学生知识点的掌握程度，考查学生的创造精神和双创能力	
	高效液相色谱实验（外标法）	2.4 双创能力 4.2 人文素养 4.4 文化创意	材料：外标法测定碳酸饮料中苯甲酸	通过实验讲述适当采用外标法测定试品中苯甲酸的含量时，以定量环进样为好。教师从中激发学生对化学成分的兴趣，进而引发学生对中药化学的持续探索的科研精神及激发，学生对传统中医药文化的认同感。培养学生的创新精神、人文素养、文化创意	课堂测验（13）：在学习布置课堂测验、专业知识测试题重点考查学生知识点的掌握程度，考查学生的创造精神、人文素养、文化创意	

五、考核评价

根据"分析化学"课程"五育融合"双创教育教学实施路径中考核评价栏目规定的考核方式，过程性评价与终结性评价相结合，采用多元化考核评价方式，注重学生创新精神、创业意识和创新创业能力评价。

（一）评价形式

评价形式（见表5－2）。

表5－2　　　　　　　　　　　　　评价形式表

评价形式	小组讨论	作品设计	课堂测验	课后作业
数量	9	1	13	4
占比（％）	33.3	3.7	48.1	14.8

（二）评价标准

1. 小组讨论

方式一：小组讨论，组长汇报。组内学生自评占50％，学生互评占50％；全体学生评价组长汇报情况占40％；教师评价组长汇报情况占60％。组长汇报成绩作为小组成员成绩。适用于小组讨论（1）（2）（3）（4）（9）（见表5－3）。

表5－3　　　　　　　　　　　　　小组汇报评分表

项目	主题突出	时间控制	仪表仪容	应变能力	回答问题	备注
权重	0.3	0.1	0.1	0.2	0.3	

方式二：小组讨论，个人撰写讨论报告。组内学生自评占30％，学生互评占30％，教师评价学生撰写报告情况占40％。适用于小组讨论（6）（5）（见表5－4）。

表 5 – 4   小组讨论评分表

项目	逻辑分析	沟通能力	人际合作	举止与仪表	组织协调	备注
权重	0.3	0.3	0.1	0.1	0.2	

方式三：小组讨论，小组撰写讨论报告。组内学生自评占 30%，学生互评占 30%，教师评价小组报告撰写情况占 40%。小组报告成绩作为小组成员成绩。适用于小组讨论（7）（8）（见表 5 – 5）。

表 5 – 5   小组汇报评分表

项目	主题突出	时间控制	仪表仪容	应变能力	回答问题	备注
权重	0.3	0.1	0.1	0.2	0.3	

2. 作品设计

本课程过程性评价中，作品设计共 1 个，每件作品满分为 100 分。评分方式为：组内学生评价占 30%；全体学生评价占 30%；教师评价占 40%。作品设计评分要点见作品设计评分表。适用于所有作品设计（见表 5 – 6）。

表 5 – 6   作品设计评分表

项目	设计理念新颖	设计方案合理	符合设计要求	新技术应用	设计作品完整	备注
权重	0.1	0.3	0.3	0.2	0.1	

3. 课堂测验

本课程过程性评价中，课堂测验共 13 个，每份课堂测验满分为 100 分，通过"学习通"记录学生成绩。课堂测验题包括专业知识测试题和开放型测试题，专业知识测试题中客观题由"学习通"自动评判，主观题和开放型试题由教师评价，考查学生的作答是否情感、思想健康，是否符合题意；是否有深刻、丰富的内涵，是否有创新，开放型试题旨在激发学生自我表达能力和想象力，培养创新型人才。

4. 课后作业

本课程过程性评价中，课后作业共 4 个，根据考核内容分为报告式作业和论文式作业。报告式作业主要考查学生是否能够根据要求查阅资料、内容和材料是否翔实、是否能够将相关专业知识与理论联系，适用于课后作业；论文式作业主要考查学生是否能综合分析问题、条理是否清晰，解决问题的方法是否有创新性，适用于课后作业。课后作业根据学生完成情况由任课教师综合评定，采用五级制方式赋分。

5. 终结性评价标准

围绕五育融合课程创新创业教育目标，组织终结性评价包含期中考试和期末考试两类，采取百分制计分，期中考试占 30%，期末考试占比 70%，采取纸笔作答。试题形式和内容突出基础性、综合性、应用性和创新性，通过设计开放性、探究性试题以及非标准答案的试题，在考查专业知识的基础上，引导学生多角度认识问题，鼓励学生主动思考、发散思维，考查和培养学生的探究意识和独立思考、创新能力。

（三）评价结果计算

根据《"五育融合"大学生创新创业指数综合测评办法》，计算"五育融合"课程创新创业基础指标达成度和学生创新创业基础指标达成度。

（四）评价结果使用

教师针对达成度低的分项指标进行全面分析，从教学目标设计、教学方法使用、教学环境创设、教学活动组织、学生学情等方面撰写教学反思，优化教学设计，持续改进教学，提高课程教学质量。

围绕学生个体达成度低的分项指标进行系统分析，从学生学习态度、学习习惯、学习方式等方面分析存在原因，对学生进行个性化辅导，引导学生增强创新精神，树立创业意识，提高创新创业能力。

第六章

"药理学"课程"五育融合"创新创业教育教学设计

一、课程基本情况

"药理学"是中药学专业的一门专业基础课程，是研究药物与机体之间相互作用规律及机制的学科。"药理学"是以解剖学、生理学等为基础，为防治疾病、合理用药提供基本理论、基本知识和科学的思维方法，是衔接学科基础课与专业课的桥梁课程。药理学课程共 48 学时，3 学分，其中理论部分 36 学时，实验部分 12 学时。

通过本课程的学习，使学生掌握重点药物的药理作用、临床应用、不良反应、禁忌证，熟悉药物的主要作用原理及相互作用，了解药理学发展概况及影响药效和药动学的因素，具备监护和防范药物不良反应的能力，具有学习和更新药理知识及运用药理知识分析和解决问题的能力，为今后学习中药学专业知识和职业技能奠定基础。

二、课程"五育融合"双创教育教学目标

本课程围绕中药学专业人才培养目标，结合教学内容，落实"五育融合"要求，在创新创业教育方面达到以下教学目标：

（1）结合药物与药理学发展简史、抗菌药物概述、肝素等教学内容，挖掘家国情怀、社会责任、诚信品质、敬业精神要素，培养学生高度的社会

责任感、爱岗敬业的精神和为国为民的使命担当；

（2）结合影响药物作用的因素、阿托品、万古霉素类抗生素等教学内容，挖掘专业知识、专业技能、专业素养、双创素质要素，培养学生强化专业知识学习、具备从事该专业的专业技术能力以及对本专业内容深度把控的专业素养，增强学生综合运用已知的知识、技能和方法开展创新创业活动的能力和素质；

（3）结合糖皮质激素封闭治疗、抗 HP 药联合应用、利尿药等教学内容，挖掘坚强意志、拼搏精神、协作精神、竞争意识要素，培养学生顽强拼搏、百折不挠的意志品质，树立公平竞争、团结协作的意识；

（4）结合抗精神失常药、抗甲状腺药、镇咳药物等教学内容，挖掘审美素养、人文素养、文化创意等要素，引导学生树立正确的审美观和艺术观，培养学生的人文情怀，激发学生创新灵感和创造意识；

（5）结合抗心绞痛药、消化性溃疡的致病因素—幽门螺杆菌、抗病毒药物等教学内容，挖掘劳模精神、工匠精神、创造精神等要素，培养学生勇于创新、甘于奉献、执着专注、敢为人先的精神，提升创新创业思维和实践能力。

三、课程知识与"五育"中的双创要素

（一）模块一：药理学基础知识

1. 药物与药理学发展简史

药理学是在药学的基础上发展起来的，大致可分为古代药物学阶段（本草学阶段）、近代药理学阶段和现代药理学阶段。《神农本草经》《新修本草》《本草纲目》等药学经典著作展现了我国中医药文化的博大精深，我国历代科学家、药理学家也为新药研发做出了杰出的贡献，引导学生学习老一辈科研学者坚韧不拔的敬业精神，增强学生的民族自尊和自豪感，激发学生的家国情怀和使命担当意识。

2. 药物作用的两重性

药物是把双刃剑，它可以通过改变机体的生理功能或病理状态发挥药理

作用、产生治疗效果，同时亦会发生副作用、毒性作用等不良反应，给患者带来不适和危害。历史上曾发生一些著名的药害事件和严重不良反应案例，如沙利度胺"海豹儿"，千手观音"药物性耳聋"等，引导学生意识到合理用药的重要性，提高学生运用专业知识和技能解决工作实际问题的能力，健全药学道德思维，培养其社会责任意识。

3. 药动学

药动学是研究机体对药物的处置过程（包括机体对药物的吸收、分布、生物转化和排泄等过程）及血药浓度随时间变化的规律的科学。药动学对选择恰当的药物（如分布到特定的组织或部位）、制订给药方案（用药剂量、间隔时间）或调整给药方案（肝、肾功能低下者）有重要的指导意义。引导学生进行给药途径、药物剂型等药动学影响因素方面的探讨，在大学生实验室开发项目、大学生创新创业项目的引领下，逐步培养学生的专业素养和双创素质。

4. 影响药物作用的因素

药物的作用可受到多种因素的影响，使药物作用增强或减弱，甚至发生质的改变，包括药物本身的因素（化学结构、剂型、给药途径、给药时间和次数、联合用药及药物的相互作用）、机体因素（年龄、性别、遗传因素、心理、病理状态）等多个方面。引导学生用统筹的眼光看待问题和解决问题，逐步构建因人而异、合理配伍的用药理念，充分考虑不同因素对药物的影响，使药物发挥最大的疗效，强化其专业知识，锤炼专业素养。

（二）模块二：神经系统用药

1. 传出神经系统药物概述

传出神经系统药物概述，从传出神经系统药物的作用机制影响递质和受体两个方面展开，受体的效应是后续药物学习的基础，引导学生亲身经历感受不同场景中生理现象的差异，总结联系到受体的效益，不仅可以增强其专业素养，还能帮助学生通过联想法创造性地识记知识，形成创新性思维。

2. 拟胆碱药——毛果芸香碱

拟胆碱药分胆碱受体激动药和胆碱酯酶抑制药，以毛果芸香碱和新斯的明为代表，在眼科和重症肌无力的治疗方面效果显著，而无论青光眼还是重症肌无力对学生来说都相对比较陌生。该部分内容在教学时，以眼睛疲乏、眼内压增高后的症状为契机，贴近日常生活，引发学生对眼部健康的重视和思考，在剖析原理、讲解知识的同时，强化其以患者为中心的职业道德和人文素养。

3. 抗胆碱药——阿托品

阿托品作为抗胆碱药中代表药物，在有机磷中毒方面作用突出，通过阻断 M 受体有效地控制有机磷农药中毒时出现的毒蕈碱样症状和中枢神经症状，抢救时应早期、足量、反复给予、需静脉注射，并达阿托品化。引导学生分析并实践抢救措施，明确阿托品化的重要意义，增强急救意识、强化专业技能和以病人为中心，生命至上、健康至上的人文素养。

4. 拟肾上腺素药

肾上腺素是肾上腺髓质分泌的激素，可通过激动 α 和 β 受体，发挥兴奋心脏，松弛支气管平滑肌，改变血流分布，提高代谢等作用，能在危急时刻激发人体潜能，奥运赛场上运动员们奋力拼搏，超越极限，是肾上腺素的飙升，是对梦想的追逐。引导学生感受奥运的拼搏精神，激发学生的爱国情怀。

5. 抗肾上腺素药——普萘洛尔

普萘洛尔为非选择性 β 受体阻滞剂，在心血管疾病中应用广泛。随着医疗水平的逐渐提高，关于药品的应用也有了新的研究进展，一些老药的新作用被不断挖掘，研究表明普萘洛尔应用于婴幼儿血管瘤、偏头痛及肝硬化、消化道出血均有一定的成效。引导学生意识到"老药新用"也是创新的一种途径，培养学生在实际工作中创造性地解决问题的能力。

6. 镇静催眠药

镇静催眠药属于精神类药品，我国对于精神类药品、麻醉药品的使用有严格的法律法规，近年来，利用短效类镇静催眠药违法乱纪的事情屡有发生，严重危害了人们的人身安全和社会治安，尤其是新型毒品（如三唑仑）在青少年群体中危害较大，引导学生意识到依法执业的重要性，增强其社会责任感及依法行医的诚信品质。

7. 抗精神失常药

人类精神活动是一项最为复杂的生命活动，与多巴胺、5－HT 等神经递质关系密切，药物通过影响递质和神经功能，而产生抗精神失常的作用，但病人在药物治疗的同时仍需关爱、尊重和心理调节治疗。通过本部分内容的学习，让学生意识到精神分裂症、躁狂症、抑郁症的危害，增强学生对病人的关爱及战胜病魔的信心，感受生命之美，培养其人文素养，提高审美素养。

8. 镇痛药

中枢性镇痛药以吗啡为代表，最初从鸦片中提取得到，有很强的镇痛效果，但同时有极强的成瘾性，停药会有戒断症状。经典历史事件虎门销烟即能反映鸦片的危害，引导学生认识到禁毒的意义，树立"全民禁毒，人人有责"的理念，培养学生的家国情怀和社会责任感。

9. 解热镇痛抗炎药

解热镇痛抗炎药是一类具有解热、镇痛，而且大多数还有抗炎、抗风湿作用的药物。在化学结构上虽属不同类别，但都可抑制体内前列腺素（PG）的生物合成。大多数感冒药都是复方制剂，常用的组方搭配有：解热镇痛药、鼻黏膜血管收缩药、组胺拮抗剂、中枢兴奋药、抗病毒药。其中，解热镇痛药成分对乙酰氨基酚超过一定剂量会出现严重的不良反应甚至致死。强化学生利用专业知识进行合理安全用药的科普宣教意识，培养其社会责任感。

（三）模块三：心血管系统疾病用药

1. 抗高血压药

高血压是最常见的心血管疾病之一，是冠心病、脑卒中、肾功能衰竭的最主要危险因素。我国高血压病具有患病率高、致残率高、死亡率高的"三高"特点，同时又存在着知晓率低、服药率低、控制率低的"三低"现象。降压药物治疗旨在减轻靶器官损害，最大限度降低并发症的发生率和病死率，提高患者的生活质量，医生应遵循临床用药原则做到对症选药、联合应用、时间管理、个体化剂量；患者应遵医嘱坚持长期用药，平稳降压。引导学生积极学习降压药物相关专业知识并开展健康宣教活动，培养学生的专业素养，提升责任担当。

2. 抗心绞痛药

心绞痛是冠状动脉供血不足，心肌急剧的暂时性缺血与缺氧所引起的，以发作性胸痛或胸部不适为主要表现的临床综合征。抗心绞痛药物（硝酸甘油）主要通过扩张血管、减慢心率，降低左室舒张末期容积而减少心肌耗氧量；通过扩张冠脉、促进侧支循环，开放和促进血液重新分布等增加心肌氧的供给；通过促进脂代谢转化为糖代谢而改善心肌代谢和抑制血小板聚集和血栓形成等方式产生作用。穆拉德、佛契哥特及伊格纳罗这三名美国科学家因发现了一氧化氮的作用而阐明了硝酸甘油治疗心脑血管病的作用机理。引导学生树立求真务实、敢闯会干、攻坚克难的创新精神和创造精神。

3. 抗慢性心功能不全药——强心苷类

强心苷可以增强心脏的收缩能力，临床主治心功能不全，但是其安全范围狭窄，治疗量与中毒量之间差距小，一般治疗剂量约相当于中毒量的60%；用量稍大即会中毒。在临床使用过程中如果忽略药物间的相互作用、不同个体之间的耐受性的不同、用药相对过量、基础心脏疾病的类型和严重程度等，极易引起洋地黄中毒而出现胃肠道症状、神经精神症状、视觉异常、心律失常等，其中以神经精神症状最易忽视。结合案例引导学生认识到临床工作的严谨细致的重要性，丰富学生的专业知识，培养学生的专业素养。

4. 利尿药

利尿药是指一类能促进体内电解质（钠离子为主）和水分排出而增加尿量的药物。利尿药主要用于治疗水肿性疾病，与降压药合用治疗高血压，还可促进某些能经肾脏排泄的药物、毒物中毒时的排泄。利尿药在心衰的治疗中起着重要的作用，目前仍作为一线药物广泛用于各种心力衰竭的治疗。利尿药并不属于兴奋剂，却位于国际赛事禁用药品之列，其原因在于应用利尿药可加速兴奋剂的代谢和排泄。少数运动员服用兴奋剂后会服用利尿药减少被监测出兴奋剂的概率。另外，利尿药还可以减少体重，影响到参加赛事的级别。引导学生思考"公正、平等、竞争"的体育精神内涵，培养学生正确的竞争意识和诚信品质。

（四）模块四：呼吸消化系统疾病用药

1. 镇咳药

可待因除了具有镇痛作用外还具有明显的镇咳作用，主要用于无痰干咳及剧烈频繁的咳嗽，常作为抗感冒药复方制剂的成分之一。然而可待因久用具有一定的成瘾性，可被非法制备成毒品，教师应以此教育学生处方药要严格管理，保障用药安全，培养学生的法治思维和诚信品质。

2. 平喘药

β 受体激动药克伦特罗可作为平喘药松弛支气管平滑肌，扩张支气管，缓解呼吸困难，但因其能提高生长速度、增加瘦肉率，被不法分子作为"瘦肉精"在畜禽养殖过程中添加。食用含过量克伦特罗的肉类对人体可能造成危害，引导学生意识到医务工作者只有具备了良好的职业道德、法治意识，才能将先进的医学技术用于推进人类健康，反之则会成为健康事业发展的阻碍，以此培养学生的职业道德和诚信品质。

3. 消化性溃疡的致病因素 – 幽门螺杆菌（HP）

消化性溃疡主要指发生于胃和十二指肠的慢性溃疡，是一种多发病、常见病。胃酸分泌过多、幽门螺杆菌感染和胃黏膜保护作用减弱等因素是引起消化性溃疡的主要环节。巴里·马歇尔（Barry J. Marshall，1951）和莫里斯发现幽门螺杆菌以及这种细菌在胃炎和胃溃疡等疾病中的作用，但因胃酸的低 pH 值，一般细菌都无法存活，因此很多人因固有思维否认胃内可存有细菌。为了证实自己的研究理论，马歇尔决定"以身犯险，亲自试菌"，让学生感受科学家为了真理永不服输，献身科学的坚强意志，激发学生敢闯会干的创新精神和拼搏精神。

4. H_2 受体阻断药西咪替丁

H_2 受体拮抗剂选择性地竞争结合壁细胞膜上的 H_2 受体，使壁细胞内 cAMP 产生，胃酸分泌减少。布莱克教授及团队经过长达 8 年的艰难研究，创造性地发明药物设计的新思路，开发出西咪替丁，缓解了病人的痛苦，并于 1988 年被授予诺贝尔医学奖。引导学生意识到只有专注执着，心无旁骛，锲而不舍，加之创新的观念，才使得布莱克取得了最后的成功，培养学生的创新精神和工匠精神。

5. 抗 HP 药联合应用

临床抗 HP，常用三联疗法或四联法。通过联合应用质子泵抑制剂、抗菌药、胃黏膜保护剂，提升对幽门螺杆菌的杀灭作用，引导学生认识到协同作用、团结协作的重要性，培养学生的专业素养、团队意识和协作精神。

（五）模块五：血液及造血系统疾病用药

肝素：肝素是黏多糖硫酸酯类抗凝血药。近年来研究证明肝素还有降血脂作用。不论在体内或体外，肝素都有迅速的抗凝血作用。主要作用于纤维蛋白的形成，也可使血小板聚集减少。可用于预防和治疗血栓栓塞性疾病，可防止血栓的形成和扩大。还可用于 DIC 的早期，及其他体内外的抗凝。我国是肝素钠原料药的主要生产国，也是全球最大的出口国。2008 年 3 月，美国百特公司出现了严重的肝素钠不良反应事件，源自于部分企业受到经济利益驱使，铤而走险，在肝素原料上掺假售假，最终导致了众多生命的逝去。引导学生思考药品安全监管问题及诚信对于医者、企业的重要性，培养学生社会责任意识和诚实守信的品质。

（六）模块六：内分泌系统疾病用药

1. 降血糖药——胰岛素

胰岛素是人体中唯一能降低血糖的激素，外源性胰岛素主要用来糖尿病治疗。1965 年我国首次合成具有活性的结晶牛胰岛素，结束了胰岛素药物只能依靠动物体分离的历史，标志着人工合成蛋白质时代的开始。随着技术的不断创新，胰岛素也从最初单一的短效胰岛素发展为目前的速效、短效、中效、长效和预混胰岛素等多种剂型。患者用药的安全性、有效性和依从性都在逐步提升。目前，新型胰岛素的研发方向主要有胰岛素周制剂、超速效胰岛素、口服胰岛素、吸入性胰岛素与智能胰岛素等。引导学生感受科技创新带来的医学进步，培养学生的家国情怀，不惧艰难、不断探索的科研精神和双创素质。

2. 抗甲状腺药

甲状腺激素是由甲状腺合成、分泌的激素，在维持机体正常代谢、促进生长发育等方面具有重要的作用。如果体内甲状腺激素的分泌代谢异常增多将导致甲状腺功能亢进综合症（简称甲亢）。甲亢患者临床表现有：怕热、多汗、食欲亢进、消瘦、疲乏无力及情绪易激动、性情急躁、失眠、思想不集中、眼球突出、手舌颤抖等。引导学生站在患者的角度，体会患者的痛苦，产生共情，传达医务工作者的关怀，提高学生的人文素养和人文情怀。

3. 糖皮质激素封闭治疗

封闭，顾名思义，就是用注射的方法将一定浓度和容量的糖皮质激素（最常见的有泼尼松、地塞米松、倍他米松等）与一定量的局部麻醉药物（如普鲁卡因、利多卡因等）的混合液，注射到病变区域及其周围，起到抑制炎症、短时缓解疼痛的作用。运动员由于长期大量的训练和比赛，难免会出现受伤和局部疼痛的情况，特别是骨关节部位如肩、肘、腕、膝和踝关节等，不少运动员往往赛前打完封闭忍着伤痛坚持参赛，激发学生不惧困难、永不服输的拼搏精神和坚强意志。

（七）模块七：感染性疾病用药

1. 抗菌药物概述

抗菌药物是指具有杀菌或抑菌活性的药物，是临床应用最广泛的药物之一。目前抗菌药物滥用现象仍较突出，部分医生盲目追求使用新的、价格贵的药物，不仅加重了患者的经济负担，也催生了耐药菌株，引导学生思考抗菌药物滥用的原因、后果，培养学生根据病情合理用药的理念，提升专业素养和诚信品质。

2. 青霉素

青霉素是从青霉菌中提炼出的抗生素，属于 β – 内酰胺类抗生素，因其高效、低毒、价格低廉，目前仍是治疗敏感菌的首选药物。20 世纪四五十年代，国内青霉素全靠进口，价格堪比黄金，中国青霉素之父马誉澂及其团队，秉持着自力更生、艰苦创业的精神，克服了重重困难，终于在1953 年，生产出首批医用青霉素，打破西方垄断，开启了中国自行批量生产抗生素药物的历史，引导同学们产生强烈的民族自豪感，培养学生的家国情怀、创新精神、创造精神。

3. 万古霉素类抗生素

万古霉素类抗生素是一种糖肽类抗生素，对革兰阳性球菌有特别强大的杀菌作用。传统上，万古霉素被用作"最后一线药物"，用来治疗所有抗生素均无效的严重感染。1968 年，我国自行研制成功国产万古霉素，填补了国产糖肽类新型抗生素的空白。后来经检测发现，我国自行研制的是"去甲基万古霉素"，其效价比进口万古霉素理论效价高出 10%。然而因为知识产权保护意识的欠缺，去甲万古霉素被美国礼来公司抢先在我国专利局和美国等西方国家专利局申请了多项专利。引导学生意识到知识产权保护的重要性，激发学生的创新意识，提升双创素质。

4. 氨基糖苷类抗生素

氨基糖苷类抗生素能够抑制细菌蛋白质的生物合成而呈现杀菌作用，是一类静止期杀菌剂，是临床中治疗革兰氏阴性杆菌感染的重要药物，氨基糖苷类抗生素都有不同程度的耳毒性、肾毒性和神经肌肉阻滞作用等不良反应，严重影响患者的生活质量。培养学生"以患者为中心，尊重患者的尊严和权利"的意识，提高人文素养，引导学生运用相关专业知识进行药物不良反应的防治和健康宣教，提升学生的专业素养。

5. 抗病毒药

病毒感染性疾病是目前世界上发病率最高的疾病，约 60% 以上的传染病是由病毒引起的，而且新的病毒不断被发现，具有高度传染性、致死率高的特点，对人类健康造成严重危害。抗病毒疗法是病毒感染性疾病的根本治疗。虽然多年来基因工程和化学合成抗病毒药物的发展，为临床提供了更多的选择，但目前已被证实有临床价值的抗病毒药物还屈指可数，用药适应证也很有限，因此研发具有新机制新结构的抗病毒药物迫在眉睫，中国的科研工作者在研发创新的道路上不畏艰险，砥砺前行，鼓励学生感受科研工作者甘于奉献、勇于拼搏的劳模精神，鼓励学生通过努力为国家的抗病毒药物研发事业贡献力量，激发学生的家国情怀。

四、课程"五育融合"双创教育教学实施路径

"药理学"课程"五育融合"双创教育教学实施路径见表 6 – 1。

表6-1 "药理学"课程"五育融合"双创教学实施路径

课程模块	课程内容	双创要素	教学素材	教学实施建议	考核评价	备注
模块一：药理学基础知识	药物与药理学发展简史	1.1 家国情怀 1.4 敬业精神	案例：李时珍与本草纲目；陈克恢与麻黄碱	通过案例讲解和视频播放，让学生感受古往今来各医药学者在药物及药理学方面的努力及其敬业精神、工匠精神，从而激发学生对于药理学的学习热情，产生文化自信感	课后作业（1）：请结合药理学发展进程，撰写不少于500字的作业，谈谈中华民族在药理学发展中的敬业精神、工匠精神和创新精神、理想追求，题目自拟，重点考查学生家国情怀和爱国情感、敬业精神	
	药物作用的两重性	1.2 社会责任 2.1 专业知识	材料：药驾之殇案例："反应停"事件、青霉素过敏休克等不良反应案例	通过《药驾之殇》公益宣传片的播放，让学生意识到药驾的危害，通过"反应停"、"青霉素引发过敏性休克"等不良反应案例的展示，分析不良反应产生的原因及解决方法，让学生意识到毒性作用、变态反应等不良反应危害，增强其职业道德和社会责任意识，培养学生合理用药的临床思维	小组讨论（1）：围绕视频和案例开展小组讨论，组长汇报（汇报）评分表（见表6-3）进行评分，重点考查学生对药物不良反应重要性的认识，应用过程中加强对社会责任感的理解，减少不合理用药带来的药源性疾病	
	药动学	2.3 专业素养 2.4 双创品质	材料：广告词；心绞痛突发症状及抢救；材料：药动学相关动物研究	素材分析：广告词"有效到达患处、缓解疼痛"药物是否有识路的能力？通过动画讲解药物如何到达作用部位，培养学生所学知识解决实际工作的能力。通过观看视频，让学生通过"为何在心绞痛发作时，吃药不喝水？"引导学生思考影响药物吸收的因素，让学生通过课外阅读进行知识拓展，了解该创新创业项目的研究，大胆猜心绞痛药物借助大学生创新创业项目对药动学方面问题的研究，培养学生的专业素养、双创品质	小组讨论（2）：围绕素材组织学生小组讨论，个人撰写讨论报告（见表6-4）进行评分。结合药物吸收分布代谢排泄过程，分析药物的不同给药方式、分布特点，重点考查学生的专业素养；通过学习方法、创新学习方式，创新学习方式、考查双创素质	

续表

课程模块	课程内容	双创要素	教学素材	教学实施建议	考核评价	备注
模块一：药理学基础知识	影响药物作用的因素	2.1 专业知识 2.3 专业素养	问题：影响药物作用的因素	通过小组任务进行，小组内分工合作，PPT制作和汇报，有助于学生加强对药物作用的认识，影响药物作用的因素，通过文献检索，剖析影响药物作用的因素，在临床指导给药和用药方案，能够从机体、药物等方面制定给药和用药方案，夯实专业知识，增强专业素养	小组讨论（3）：围绕小组任务，进行组内分工协作，展开小组研讨，组长汇报，根据小组讨论评分表（见表6-3）进行评分。形成成果点，制作课件，讨论分析，汇报成果，重点考查学生综合运用专业知识和技能，提升专业素养	
模块二：传出神经系统药物	传出神经系统药物概述	2.3 专业素养 2.4 双创素质	案例：恐怖电影中的恐怖场景，安静和缓的咖啡厅里的安静的生理变化	结合交感神经与副交感神经的作用，创设"应急"与"安静"两个场景，学生对两个场景中机体正常生理功能的改变方式展示，通过小组讨论，用不同的方式增强，培养学生的专业素养、巩固强化和创新精神	课后作业（2）：以恐怖电影和咖啡厅两种场景为背景，撰写报告式作业，分析不同场景下人的心脏、血管、平滑肌、腺体、瞳孔的反应，以此比较交感神经与副交感神经对人体的作用，感受人体复杂的生理功能及环境变化对人体生理功能的奇妙影响，重点考查学生对不同场景下自主神经系统功能的认识，培养学生的专业素养和双创素质	

续表

课程模块	课程内容	双创要素	教学素材	教学实施建议	考核评价	备注
模块二：神经系统药物	拟胆碱药——毛果芸香碱	1.2 社会责任 4.2 人文素养	案例：青光眼临床表现及治疗	引入青光眼案例，通过采用案例分析，小组讨论的方式，引导学生总结青光眼的作用及论病原理，以此导出药物的临床作用机制，培养学生的临床思维能力。同时让学生认识到青光眼疾病的危害和公众对其认知的缺乏，培养学生利用专业知识进行健康宣教的社会责任意识	课堂测验（1）： 就毛果芸香碱的作用、应用和青光眼相关疾病知识测试展开课堂考测验。专业知识测试重点考查学生对毛果芸香碱作用用途和临床分析的认知，设置开放式测试题考查学生的社会责任意识和利用专业知识进行健康部健康宣教的社会责任意识	
	抗胆碱药——阿托品	2.2 专业技能 4.2 人文素养	材料：《急诊科医生》中抢救有机磷农药中毒患者的视频；有机磷中毒及解救的虚拟仿真实验	通过视频播放和新闻报道材料，让学生直观感受有机磷中毒的危害，分析各临床症状发生的原理及抢救措施如何，培养学生敬畏生命、救死扶伤的职业道德，强化专业技能和"以病人为中心"的人文素养	作品设计（1）： 围绕视频中案例设计有机磷中毒的治疗与抢救方案，分析有机磷用药方案，根据作品设计评分表（见表6-6）进行评分。重点考查学生对有机磷中毒机制、用药原理的掌握程度，培养学生的专业技能和人文素养	

续表

课程模块	课程内容	双创要素	教学素材	教学实施建议	考核评价	备注
模块二：神经系统药物	拟肾上腺素药	1.1 家国情怀 3.2 拼搏精神	材料：奥运会上中国健儿勇夺桂冠的视频	通过赛场视频的播放，让学生感受应急状态下，肾上腺素飙升后生理功能的变化和运动员的勇往直前，探讨肾上腺素的"超能力"对人体产生的生理作用和药理用途，培养学生的拼搏精神，爱国意识	作品设计（2）：针对肾上腺素课程内容，布置作品设计，结合运动会上人体对肾上腺素飙升后的生理效应，根据作品设计评分表（见表6-6）对肾上腺素药理作用和临床应用思维导图进行评价，重点考查学生对肾上腺素的掌握程度，渗透其中蕴含的拼搏精神和爱国情怀	
	抗肾上腺素药	2.1 专业知识 5.4 创造精神	问题：查找普萘洛尔的新用途及注意事项	洛尔家族的药物即常见的β受体阻断药，心血压科用的抗心律失常药、抗心绞痛药，抗高血压药等，通过查找资料寻找普萘洛尔的临床新用途，号召学生学习研究专家的创新思维和积极探索的精神。引导其创造性地解决问题，寻找解决问题的新途径新方法	小组讨论（4）：围绕小组课外拓展任务，查阅相关资料，开展小组研讨，形成小组报告，根据小组讨论评分表（见表6-5）进行评分。重点考查学生综合运用知识进行问题分析解决的能力，培养创造精神	
	镇静催眠药	1.2 社会责任 1.3 职业道德	案例：三唑仑案件	引入精神药品镇静催眠药案例为引入点，结合三唑仑案例，强调国家法律中有关精神、麻、精类药物的管理办法，在使用过程中保持精神的认知和理智的头脑。增强学生的法治意识、规则意识、社会责任意识，使他们具有敬畏之心，严格遵守法律法规，培养诚实守信的品质	课后作业（3）：以精神药品镇静催眠药案例为引入点，结合精、麻、精类药物管理办法，以依法心得体会，撰写心得体会，重点考查作为医护人员的社会责任和诚信品质，坚定依法用药的信念	

续表

课程模块	课程内容	双创要素	教学素材	教学实施建议	考核评价	备注
模块二：神经系统药物	抗精神失常药	4.1 审美素养 4.2 人文素养	材料：电影《美丽心灵》片段	引入斩获多项奥斯卡奖的电影《美丽心灵，1928》，讲述数学家约翰·纳什（John Nash，最终获得诺贝尔经济学奖的故事。在妻子的帮助下与精神分裂症作斗争，使同学们明白，虽然有效的药物治疗是必不可少的，但要彻底治愈精神疾病，还要给予精神病人更多爱的关怀与感召，引导同学用自己的爱心去关心他人，真正帮助精神疾病患者走出阴影，重建人生，让学生感受生命之美，爱之美	小组讨论（5）：采用翻转课堂，学生以小组为单位报告学习成果，小组根据评分表设计报告，撰写讨论报告及作品设计评分（见表6-5）进行评分，进行小组讨论评分表考查学生对精神性疾病的了解和用药分析，培养学生对精神病患者的关爱和人文素养	
	镇痛药	1.1 家国情怀 1.2 社会责任	材料：鸦片战争、成瘾视频；吗啡发现的故事	通过介绍吗啡长期使用产生成瘾性和依赖性，停药后导致严重的戒断症状，结合鸦片战争和禁毒相关图片及宣传视频，开展禁毒教育，让大学生珍爱生命，远离毒品。通过鸦片战争历史回顾，让学生铭记历史、勿忘国耻，提升学生自身的爱国主义情怀和民族责任感作为新时代的青年应明是非，增强法治意识，树立高度的社会责任意识	作品设计（3）：针对镇痛药课程内容，布置作品设计，结合吗啡的发现、违法使用、鸦片战争等素材，根据作品设计评分表（见表6-6）对麻醉药品不良反应、远离毒品宣传海报或视频进行评价，重点考查学生对吗啡的掌握程度，渗透其中蕴含的社会责任和劳模精神	

续表

课程模块	课程内容	双创要素	教学素材	教学实施建议	考核评价	备注
模块二：神经系统药物	解热镇痛抗炎药	1.2 社会责任 2.1 专业知识	案例：27 岁研究生重复用感冒药导致肝衰竭死亡新闻	案例式、问题式、讨论教学法为主，通过重复用药的案例，加强按医嘱用药，不可重复用药的意识，为临床剂量计算及指导患者正确用药打下基础，强化学生利用专业知识进行合理安全用药的科普宣教意识，培养其社会责任感，减少因为药物滥用为患者带来的危害	作品设计（4）： 针对复方感冒药合理应用教学内容，布置作品设计，根据作品设计评分表（见表 6-6），对感冒药合理应用宣传图册进行评价。重点考查学生对药物成分作用的掌握程度，和宣讲药物合理应用的社会责任意识	
模块三：心血管系统疾病用药	抗高血压药	1.2 社会责任 2.3 专业素养	案例：高血压药物治疗"跟着感觉走"导致脑卒中案例	采用翻转课堂的方式，学生提前查阅资料，了解高血压的高危因素、临床表现及预防措施，课中以小组为单位展示学习成果，教师总结归纳，让学生掌握高血压的合理用药及健康的生活方式，从而培养学生的专业素养和社会责任，为健康中国贡献自己的力量	作品设计（5）： 对于高血压的危害、预防、合理用药等制作漫画科普宣传视频、科普小品等作品进行评分展示，并根据作品设计评分表（见表 6-6）进行评分，重点考查学生对抗高血压用药的掌握程度，和开展健康宣教活动的责任意识	
	抗心绞痛药	2.4 双创素质 5.4 创造精神	案例：在发现一氧化氮参与血管作用中获诺贝尔生理学或医学奖的事迹	在讲授抗心绞痛药硝酸甘油作用机制时，向同学生介绍三位科学家在发现一氧化氮参与硝酸甘油扩血管作用中追寻并获得诺贝尔生理学或医学奖执着探索、勇于创新的事迹。通过讲述科学家探索，迎难而上，勇于创新立足树立求真务实、敢为人先、攻克克难的创新精神和创造精神，引导学生坚韧创新素质，提升学生的双创品质，健康山东	课堂测验（2）： 结合课程内容，在学习通布置课堂测验，专业知识测试重点考查学生对抗心绞痛药物的认知程度，开放题型测试题主要考查学生的双创品质和创造精神	

续表

课程模块	课程内容	双创要素	教学素材	教学实施建议	考核评价	备注
模块三：心血管系统疾病用药	抗慢性心功能不全药——强心苷类	2.1 专业知识 2.3 专业素养	材料：《急诊科医生》中强心苷中毒误诊为急腹症案例	向学生展示强心苷中毒误诊为急腹症的影视资料，让学生体会临床工作中严谨细致的工作态度和扎实牢固的专业知识和职业道德观，帮助学生树立正确的职业道德观，激发学生不断提高自身的专业素养	课后作业（4）： 以强心苷中毒误诊为急腹症为例撰写报告式作业，分析外科专家误诊为急腹症欲开腹探查的原因及对此的思考。重点考查学生对药物安全范围及不良反应重要性的认识	
	利尿药	1.3 职业道德 3.4 竞争意识	材料：运动员赛内尿检阳性的案例	以运动赛事中尿检查出利尿药阳性被禁赛的材料为切入点，通过案例导学形式，介绍利尿药在运动赛事中的作用、规则、法律学生认识到竞争意识应该是在道德、法律范围内的心理状态，培养学生公平合理竞争的意识和诚信品质	小组讨论（6）： 学生通过本次课的学习和资料的查阅，就"体育倡导诚信为本"在学习通讨论区讨论，由组长汇报，根据小组讨论评分表（见表6-3）进行评分，重点考查学生的竞争意识和诚信品质	
模块四：呼吸消化系统疾病用药	镇咳药	1.3 诚信品质 4.4 文化创意	材料：警惕！止咳水滥用成新型毒品——止咳药水上瘾一天喝掉两干块	讲授镇咳药可待因时，用触目惊心的漫画和新闻材料引起学生的重视，教育学生处方药严格遵守医嘱，切勿擅自使用，确保安全、合理使用，培养学生的法治思维和诚信品质，课后布置漫画作品设计作业，渗化创意能力	作品设计（6）： 围绕案例布置漫画作品设计，按照作品评价标准（见表6-6）进行评分，重点考查学生对药物成瘾性的重视程度，渗透其中蕴含的诚信品质，激发学生文化创造能力	

课程模块	课程内容	双创要素	教学素材	教学实施建议	考核评价	备注
模块四：呼吸消化系统疾病用药	平喘药	1.3 诚信品质 2.1 专业知识	案例：双汇"瘦肉精事件"新闻材料	在讲解平喘药作用机制部分内容时，引出瘦肉精事件相关案例材料，学生分组讨论瘦肉精药物作用的危害，掌握平喘药作用原理的同时，培养学生的职业道德和诚信品质	小组讨论（7）：采用翻转课堂，学生以小组为单位汇报学习成果，小组撰写讨论报告，根据小组讨论评分表（见表6–5）进行评分，重点考查学生对药品品质的掌握和诚信品质的体现	
	消化性溃疡的致病因素——幽门螺杆菌	2.4 双创素质 5.3 工匠精神	案例：马歇尔医生勇吞幽门螺杆菌培养液	在讲授消化性溃疡致病因素时，借助马歇尔发现幽门螺杆菌并以身试验的故事，展示科学家严谨求实、勇于探索、开拓创新的精神，激发学生的创新创造意识，学习发扬精益求精的工匠精神	课堂测验（3）：结合课程内容，在学习通布置专业知识测试题，点考查学生对消化性溃疡药物治疗的认知程度，开放型测试题重点考查学生的双创素质和对工匠精神的理解	
	H_2 受体阻断药西咪替丁	2.4 双创素质 5.3 工匠精神	案例：组胺 H_2 受体阻断剂——西咪替丁的研发历程	讲解溃疡治疗时引入布莱克（Black，1924）团队历时10多年，终于研发出药理活性高、毒副作用小的 H_2 受体阻断药西咪替丁，缓解了消化性溃疡患者的病痛的药物研发案例。通过消化性溃疡发现历程的介绍，培养学生的创新精神，学习发扬工匠精神	课后作业（5）：以团队精神和药物研发为题布置论文式作业，根据学生完成情况由任课教师综合评定，重点考查学生的双创素质和工匠精神的理解	

续表

课程模块	课程内容	双创要素	教学素材	教学实施建议	考核评价	备注
模块四：呼吸系统消化系统疾病用药	抗 HP 药联合应用	2.3 专业素养 3.3 协作精神	案例：幽门螺杆菌感染用药案例	在抗幽门螺杆菌药内容中，讲解临床常用的三联疗法或四联疗法，通过联合应用质子泵抑制剂、抗菌药、胃黏膜保护剂，大大提高对幽门螺杆菌的杀灭作用，通过处方分析巩固知识，培养学生的专业素养，强调协同作用，团结协作的重要性，培养学生的协作精神、专业素养	课堂测验（4）：结合抗幽门螺杆菌感染案例，在学习通布置课堂测验，知识测试题重点考查学生对抗 HP 治疗的掌握，开放型测试题重点考查学生对协作精神的理解	
模块五：血液及造血系统疾病用药	肝素	1.2 社会责任 1.3 职业道德	案例：2008 年美国百特医疗公司"肝素钠事件"	讲解肝素的抗凝作用时，教师引入 2008 年美国百特医疗公司"肝素钠事件"案例，组织学生分组讨论，培养学生的社会责任感、诚信品质和药品安全法治意识	课后作业（6）：以"美国肝素钠事件始末"为题，撰写不少于 500 字的分析报告，管理的问题，给出安全风险对策，重点考查学生的社会责任意识及诚信品质	
模块六：内分泌系统疾病用药	降血糖药——胰岛素	1.1 家国情怀 5.4 创造精神	案例：1965 年我国首次合成牛胰岛素案例；新型胰岛素制剂研究进展	讲解胰岛素分类剂型时，通过1965年我国首次合成具有活性的结晶牛胰岛素案例，培养学生的家国情怀，增强民族自信。通过翻转课堂的方式让学生查找新型胰岛素制剂的研究资料，选取代表演讲，加深对药物剂型发展重要性的认识，勇于追求卓越，不断探索药研创新精神和双创品质	课后作业（7）：以胰岛素的前世今生为题撰写论文式作业，根据学生完成情况由任课教师综合评定，重点考查学生对科学家的敢于攻坚克难、勇于追求真理的敢于创新精神的理解，领悟家国情怀，双创品质在药物研发中的意义	

课程模块	课程内容	双创要素	教学素材	教学实施建议	考核评价	备注
模块六：内分泌系统疾病用药	抗甲状腺药	3.3 协作精神 4.2 人文素养	材料：接诊甲亢患者视频	在讲解甲状腺相关疾病治疗时，给学生布置任务，设计角色扮演，情境小品或者制作相关视频，通过学生之间相互诊疗操作，体验作为病人的尴尬和痛苦，传达医务工作者面对病友善、关怀的意识，提高人文素养	作品设计（7）：针对甲状腺疾病表现及药物治疗设计相关文化作品，按照作品评价标准（见表6-6）进行评分，重点考查学生的职业道德和人文素养	
	糖皮质激素闭治疗	3.1 坚强意志 3.2 拼搏精神	材料：运动员赛场上受伤做闭治疗的视频	在讲解糖皮质激素应用的时候，引入运动赛场上运动员临上场常打一针"封闭"带伤上阵的案例，勇往直前的拼搏精神，勇在直前的拼搏精神，激发学生的勇气，进而激励学生开展创业精神	课堂测验（5）：结合课程内容，在学习通布置课堂测验，专业知识测试题重点考查学生对糖皮质激素作用、用途、不良反应的认知程度，开放型测试题重点考查学生拼搏精神和坚强意志的理解和感悟	
模块七：感染性疾病用药	抗菌药物概述	1.3 职业道德 2.3 专业素养	案例：滥用抗生素案例	教师课前布置任务，学生查阅资料，课中小组讨论，通过提问小组代表回答：抗菌药物滥用有哪些后果是什么？有何整改建议？以此教育学生要考虑患者的实际情况，合理用药，视患者的安危患于一切，培养学生的专业素养和诚信品质	小组讨论（8）：学生围绕课堂问题开展小组讨论，个人撰写讨论报告，根据小组讨论评分表（见表6-4）进行评分。重点考查学生综合运用专业知识选择药物合理应用的能力及诚信品质	

续表

课程模块	课程内容	双创要素	教学素材	教学实施建议	考核评价	备注
模块七：感染性疾病用药	青霉素	1.1家国情怀 5.4创造精神	材料：中国自主研制青霉素的故事	采用翻转课堂，学生以小组为单位提前查阅青霉素相关资料，课中展示我国青霉素生产历程、青霉素作用、用途、不良反应的防治等，通过中国青霉素之父马誉澂及团队，打破西方垄断，自主研制出青霉素的视频材料，让同学们产生强烈的民族自豪感，培养学生的家国情怀、创新精神、创造精神	小组讨论（9）：围绕案例组织学生小组讨论，个人撰写讨论报告，根据小组讨论评分表（见表6-4）进行评分。重点考查学生对青霉素抗菌作用的掌握程度，对案例中所蕴含的家国情怀和创造精神的理解	
	万古霉素类抗生素	2.2专业技能 2.4双创素质	案例：万古霉素产权事件	在讲万古霉素类药物作用时以我国去甲万古霉素被抢先申请专利的案例展开小组讨论，指导学生强化知识产权保护意识，在发表高水平论文的同时一定进行知识产权的转化，特别在创业过程中的发明和发现，以免影响科研成果的转化，以此培养学生的双创素质	课后作业（8）：以"知识产权保护的意义"为题撰写报告式作业，分析何为知识产权，分析知识产权品及知识产权保护的方法。根据学生知识产权品及申请知识产权情况由任课教师综合评定，重点考查学生对知识产权创新尊重树立的理念，帮助学生提高知识产权保护意识	

续表

课程模块	课程内容	双创要素	教学素材	教学实施建议	考核评价	备注
模块七：感染性疾病用药	氨基糖苷类抗生素	2.3 专业素养 4.2 人文素养	材料：春晚节目"千手观音"	在介绍氨基糖苷类抗生素的不良反应的教学过程中，以春晚节目"千手观音"应用庆节目中18名演员是因为儿童时期应用庆节目中18名演员是因为儿童时期基糖苷类抗生素导致的聋哑案例引入，增强学生对专业知识的深刻理解和掌握，培养专业素养，进一步引申此主题，同样能绽放生命的美丽，以此培养学生的人文素养	课堂测验（6）：在学习通布置课堂测验，专业知识测试题类用途，不良反应对查学生对氨基糖苷类抗生素用途，开放型测试题重点考查学生对案例中展现的医生对挫折的人文素养的理解	
	抗病毒药	1.1 家国情怀 5.2 劳模精神	案例：抗病毒药研发现状及倒在感染一线的感染免疫学专家赵振东的故事	课前布置任务，让学生查阅抗病毒药物研发事迹，课中以小组讨论的方式总结，选小组代表汇报，教师引导学生思考为何为我国抗病毒药物研发困难并激励为国奉献力量，激发学生的家国情怀。结合典型榜样案例感受科技工作者在面对困难时不畏艰险，含生态死的无私奉献精神和劳模精神	小组讨论（10）：采用翻转课堂，学生以小组为单位汇报学习成果，小组撰写讨论报告，根据小组讨论评分表（见表6-5）进行评分，重点考查学生对案例中所蕴含的家国情怀和劳模精神的理解	

五、考核评价

根据"药理学"课程"五育融合"双创教育教学实施路径中考核评价栏目规定的考核方式，将过程性评价与终结性评价相结合，采用多元化考核评价方式，注重学生创新精神、创业意识和创新创业能力评价。

（一）评价形式

评价形式（见表6-2）。

表6-2 评价形式表

评价形式	小组讨论	作品设计	课堂测验	课后作业
数量	10	7	6	8
占比（%）	35	20	20	25

（二）评价标准

1. 小组讨论

方式一：小组讨论，组长汇报。组内学生自评占20%，学生互评占30%；全体学生评价组长汇报情况占20%；教师评价组长汇报情况占30%。组长汇报成绩作为小组成员成绩。适用于小组讨论（1）（3）（6）（见表6-3）。

表6-3 小组汇报评分表

项目	主题突出	时间控制	仪表仪容	应变能力	回答问题	备注
权重	0.3	0.1	0.1	0.2	0.3	

方式二：小组讨论，个人撰写讨论报告。组内学生自评占30%，学生互评占40%，教师评价学生撰写报告情况占30%。适用于小组讨论（2）（8）（9）（见表6-4）。

表 6 – 4 小组讨论评分表

项目	逻辑分析	沟通能力	人际合作	举止与仪表	组织协调	备注
权重	0.3	0.3	0.1	0.1	0.2	

方式三：小组讨论，小组撰写讨论报告。组内学生自评占 30%，学生互评占 40%，教师评价小组报告撰写情况占 30%。小组报告成绩作为小组成员成绩。适用于小组讨论（4）（5）（7）（10）（见表 6 – 5）。

表 6 – 5 小组汇报评分表

项目	主题突出	时间控制	仪表仪容	应变能力	回答问题	备注
权重	0.3	0.1	0.1	0.2	0.3	

2. 作品设计

本课程过程性评价中，作品设计共 7 个，每件作品满分为 100 分。评分方式为：组内学生评价占 30%；全体学生评价占 30%；教师评价占 40%。作品设计评分要点见作品设计评分表。适用于所有作品设计（见表 6 – 6）。

表 6 – 6 作品设计评分表

项目	设计理念新颖	设计方案合理	符合设计要求	新技术应用	设计作品完整	备注
权重	0.1	0.3	0.3	0.2	0.1	

3. 课堂测验

本课程过程性评价中，课堂测验共 6 个，每份课堂测验满分为 100 分，通过"学习通"记录学生成绩。课堂测验题包括专业知识测试题和开放型测试题，专业知识测试题中客观题由"学习通"自动评判，主观题和开放型试题由教师评价，考查学生的作答是否情感、思想健康，是否符合题意；是否有深刻、丰富的内涵，是否有创新，开放型试题旨在激发学生自我表达能力和想象力，培养创新型人才。

4. 课后作业

本课程过程性评价中，课后作业共 8 个，根据考核内容分为报告式作业和论文式作业。报告式作业主要考查学生是否能够根据要求查阅资料、内容和材料是否翔实、是否能够将相关专业知识及理论联系，适用于课后作业（2）、课后作业（4）、课后作业（6）、课后作业（8）；论文式作业主要考查学生是否能综合分析问题、条理是否清晰，解决问题的方法是否有创新性，适用于课后作业（1）、课后作业（3）、课后作业（5）、课后作业（7）。课后作业根据学生完成情况由任课教师综合评定，采用五级制方式赋分。

5. 终结性评价标准

围绕五育融合课程创新创业教育目标，组织终结性评价包含期中考试和期末考试两类，采取百分制计分，期中考试占 25%，期末考试占 60%，采取纸笔作答。试题形式和内容突出基础性、综合性、应用性和创新性，通过设计开放性、探究性试题以及非标准答案的试题，在考查专业知识的基础上，引导学生多角度认识问题，鼓励学生主动思考、发散思维，考查和培养学生的探究意识和独立思考、创新能力。

（三）评价结果计算

根据《山东协和学院"五育融合"大学生创新创业指数综合测评办法》，计算五育融合课程创新创业基础指标达成度和学生创新创业基础指标达成度。

（四）评价结果使用

教师针对达成度低的分项指标进行全面分析，从教学目标设计、教学方法使用、教学环境创设、教学活动组织、学生学情等方面撰写教学反思，优化教学设计，持续改进教学，提高课程教学质量。

围绕学生个体达成度低的分项指标进行系统分析，从学生学习态度、学习习惯、学习方式等方面分析存在原因，对学生进行个性化辅导，引导学生增强创新精神，树立创业意识，提高创新创业能力。

第七章

"中药化学"课程"五育融合"
创新创业教育教学设计

一、课程基本情况

"中药化学"是中药学专业的一门必修课程，是一门结合中医药基本理论和临床用药经验运用化学的理论和方法及其他现代科学理论和方法研究中药化学成分的学科。共 32 学时，2 学分，全部为理论学时。

通过本课程的学习使学生掌握中药化学成分的化学结构、物理化学性质、提取、分离、检识、结构鉴定或确定、生物合成途径和必要的化学结构的修饰或改造，以及有效成分的结构与中药药效之间的关系等理论、技能。能够从化学及其他现代科学角度阐明中药的物质基础、药效理论、配伍及炮制原理，能够运用现代化的手段和方法建立完成中药的质量评价标准、改进中药制剂剂型、研发新药、扩大药源，积极推进中药现代化和产业化的发展。

二、课程"五育融合"双创教育教学目标

本课程围绕中药学专业人才培养目标，结合教学内容，落实"五育并举"要求，在创新创业教育方面达到以下教学目标：

（1）结合中药中的分类、结构特点、理化性质、提取、分离精制和鉴定的基本理论与基本技能等教学内容，挖掘家国情怀、社会责任、诚信品

质、专业素养、敬业精神元素，培育学生为国为民，依法创新创业的使命担当；

（2）结合常用中药中有效成分的结构、理化性质、提取分离鉴定的方法及生物活性等教学内容，挖掘双创元素，强化专业素养，提升创新精神、创业意识和创新创业能力；

（3）结合中药有效成分的结构测定、结构修饰和构效关系等教学内容，挖掘拼搏精神、协作精神、规则意识、竞争意识元素，树立规则意识，塑造顽强拼搏、团结协作、敢为人先的意志和精神；

（4）结合中药化学在中药研究开发中的地位和作用等教学内容，激发学生创新灵感和创造活力；

（5）结合中药化学成分结构的生源、分布及生物活性及研究中药化学的一般途径和方法等教学内容，挖掘劳动精神、劳模精神、工匠精神、创造精神元素，提升创新创业精神和实践能力。

三、课程知识与"五育"中的双创要素

（一）模块一：绪论

1. 中药化学的发展历史

我国是一个历史悠久和医学文化底蕴丰富发达的国家，在中药化学方面，同样有巨大的成就。通过了解中药化学的发展历史，了解麻黄碱、青蒿素、小檗碱等中药化学成分研发的故事，体现出中药自然化学研究意义与进展的同时教师通过麻黄碱、四氢帕马丁、青蒿素、小檗碱的研发等案例分析，让学生认识到现代中药化学研究的伟大成就，增强学生对中医药传统文化的自豪感，意识到目前我们与日本、欧美在天然药物发展方面的差距，增强学生的爱国意识和爱国情感，树立传承传统中药文化、将中药事业发展壮大的传承精神和使命感。

2. 中药化学的任务

中药自然化学的性质与任务一直是确立中药化学学科地位的重心，中药

化学的性质是以中医药基本理论为指导结合临床用药经验的一门学科；该课程的学科任务主要为运用化学理论和方法及其他现代科学理论和技术等研究中药防治疾病的物质基础（化学成分）。是区分中药化学和其他化学类内容的重要依据；像我国古代名方"六神丸"为传统中药制剂，被邻国日本改变成"救心丹"后得到比原方更为广泛的关注。使学生意识到中药产业化发展中剂型创新的重要性，引发学生对传统中药处方在现代社会中应用的思考，激发学生精炼工艺、敢为人先、勇于创新的精神。

（二）模块二：中药化学成分提取分离与鉴定方法

中药有效成分的结构修饰：通过分析喜树碱研发的过程，了解在现代技术科研背景下，天然的中药化学成分是如何通过结构修饰这一复杂的过程，降低天然喜树碱对造血系统和泌尿系统毒性较大的副作用，让其造福人类。采用情景模拟，小组讨论的方式，在讲授中药有效成分修饰的基础上，设计研制新药的途径，就此引导学生树立严谨的科学素养及实事求是、追求创新、勇于担当的优秀个人品质。让学生意识到化学结构修饰对新药研发的重要意义，引导学生树立提升严谨求实、追求创新的专业素养。

（三）模块三：糖和苷类化合物

1. 苷类化合物在植物体内的存在状况分类

苷类是糖或糖的衍生物与另一种非糖物质通过糖的端基碳原子连接而成的一类化合物。苦杏仁苷为该类成分的代表之一，在临床应用前需要通过炮制进行"杀酶保苷"防止不良反应的发生。通过分析苦杏仁引起不良反应的物质，从中激发学生对传统中药炮制文化的尊重，说明严苛的中药炮制在中药药性药效及药理作用等方面的重要作用。借用热门电视剧激发学生的学习兴趣，培养学生"执着专注、精益求精、一丝不苟、追求卓越"的工匠精神。

2. 苷类成分应用实例

藏红花为苷类成分代表药物之一，在明确藏红花的有效成分后有学者提出可否用其他含有类似成分的低价中药替代藏红花的探讨，就"我国资源丰富的栀子可否作为昂贵藏红花的平价替代品"这一主题,展开讨论,就此引导学生,要保护好、利用好我国中药资源,传承中医药传统文化。在传承中创新,做好中药质量标准,提高国际竞争力,为打造"健康中国"贡献自己的力量。培养学生创新意识、创新思维,发扬创造精神,重视新知识、新技术、新工艺、新方法的应用,在实践中善于培养其发现问题,创造性地解决问题的能力。

（四）模块四：醌类化合物

1. 苯醌类化合物的结构与分类

醌类化合物的代表成分辅酶 Q10 已然成为现如今市场上的保健品宠儿,结合专业知识,观看《辅酶 Q10 十大揭秘》,辅酶 Q10 是什么? 有什么作用? 属于药品还是食品? 采用分组的方式进行访谈调查,学生通过成果汇报发表关于对国内百姓保健品应用建议,从中培养学生正确评价中药质量,从事药学服务工作的能力。同时根据临床情况给予患者合理的用药指导、依法执业的理念。引导学生深刻理解专业知识,熟练掌握专业技能,提升专业素养,开拓执业范围的能力。

2. 醌类化合物的理化检识

醌类化合物检识的化学方法 *Bornträge* 检验中用到的浓硫酸为现在的管制易制毒试剂,借此引导学生进行分析讨论。思考职业工作者该如何在实际的化学成分鉴别中树立法律意识,自己作为工作者又该承担哪些社会责任,树立良好的职业道德。明确中药师应承担的法治责任,自觉履行义务,增强法律意识。整个教学过程在传授专业知识的基础上,培养学生的社会责任、依法办事、遵守法规的精神,增强学生的责任感、事业心,培养恪尽职守、精益求精的工作态度,具有勤勤恳恳、兢兢业业的奋斗精神。

3. 含醌类化合物的中药实例——紫草

醌类化合物的代表中药紫草,采用案例分析、小组讨论的方法,培养学生创新思维的意识,学生团队协作的精神。教师引导学生发散思维,培养学生创新思维和创新精神。引导学生发散思维,激发学生的探索意识,不断提高学生的科学素养及合作互助的美德。在此过程中也要培养学生的审美素养，引导学生寻找更经济的工艺路线，培养创新思维，引导学生思考紫草色素在现代社会中的潜在经济价值，开发文创产品和中药周边产品。

（五）模块五：苯丙素类化合物

1. 苯丙酸类化合物——咖啡酸

咖啡酸，*Caffeicacid*，是一种有机酸，分子式为 $C_9H_8O_4$，分子量 180.15，是从浓水溶液得黄色结晶，从稀水溶液得一水合物。分解点 223~225℃（在194℃软化）。微溶于冷水，易溶于热水及冷乙醇。可在化妆品中安全使用，有较广泛的抑菌和抗病毒活性。能吸收紫外线。低浓度即具有抑制皮肤型炎症的作用。

因高蛋白高膳食纤维而闻名的奇亚籽也是富含咖啡酸的代表植物之一，在行动中培养科学探索精神，树立正确的三观和价值导向、并提升中药学学生的社会责任。学生掌握分析材料自主调查的能力，丰富专业的科学素养，培养社会责任，并培养学生对中药行业发展的关注，利用课堂中学习的理论知识进行创新创业的实践。

2. 香豆素类成分的鉴别实例——秦皮

香豆素类化合物具有荧光性，教师通过讲解我国古代典籍《图经本草》中"取皮渍水便碧色，书纸看之青色"的内容，点出古人已经能够科学地使用"荧光现象"来鉴别秦皮真伪这一要点。坚定学生对祖国文化的自信，引导学生对我国中医药独特理论、治疗体系的自信，激发学生的家国情怀。

3. 苯丙素类化合物的鉴定实例——金银花

绿原酸是一种有机物，化学式为 $C_{16}H_{18}O_9$，是金银花的主要抗菌、抗病毒有效药理成分之一。由《金银花开》中的金银花采摘时节引入，以大学生志愿者的主人公在国家号召下在帮助农民推广金银花的过程为切入点，强调当代青年大学生应该树立正确的三观、为人民服务的意识以及培养学生坚定中国特色社会主义理想信念，激发爱国情感，教育学生爱党、爱国、爱专业、爱人民、表达当代大学生对党和祖国的美好祝福。

（六）模块六：黄酮类化合物

1. 黄酮类化合物的分类

黄酮类化合物大部分为色原酮的衍生物，其基本母核为 2 - 苯基色原酮，由 A、B 和 C 三个环组成。可将天然黄酮类化合物分为多个类型，黄酮类分类的命名方式介绍他国科学家对黄酮类研究的贡献，大部分成分的命名分类方式为音译法，我国科研工作者在近几年对黄酮类成分的研究正在逐步推进，借此启发学生黄酮类讲述科研思维创新的引领，激发学生的创新精神。鼓励学生学习专业知识、专业技能，掌握科学的实验方法，具备科学的思维能力，树立严谨认真、一丝不苟的工作态度，严格遵守职业道德规范，培养学生严谨求实的科学素养和精益求精的工匠精神。

2. 黄酮类化合物的生物合成路径

采用材料分析、小组讨论的方法，在讲授黄酮类生物合成曲折道路同时，引入探索求真的故事，让学生感受科学研究道路的辛苦和不断追求真理的拼搏精神，引导学生运用现代药物分析技术、中药化学等手段去揭开中药神秘的面纱，为日后的研习奠定坚实基础从实验设计及技能操作中强化学生对创新思维创新方式的应用。

3. 黄酮类化学成分中药实例鉴定——槐米

槐米广义是为豆科植物槐（*Sophora japonica L.*）的干燥花蕾及花。20世纪初，国内外开始对槐米的化学成分进行研究，槐米主要含黄酮化合物，含有芦丁、槲皮素、异鼠李素、染料木素、槐花米甲素、山奈酚、异鼠李素 - 3 - 芸香糖苷、山奈酚 - 3 - 芸香糖苷等；三萜皂苷包括赤豆皂苷 I、II、V，大豆皂苷 I、III，槐花皂苷 I、II、III 等。生活中槐米作为北方地区菜肴及凉血止血的中药备受老百姓认可的例子，引导学生应当学以致用，使知识的价值得到充分体现，把学到的知识真正地运用到生活中去并鼓励学生参加大学生创新创业项目，提高学生运用专业知识和技能开展创新创业的能力，这是实现健康中国的意义，是为中华民族的伟大复兴而奋斗的体现。

（七）模块七：萜类化合物和挥发油

1. 挥发油的物理化学性质

挥发油是指从香料植物或泌香动物中加工提取所得到的挥发性含香物质的总称。熟悉挥发油成分的物理化学性质，增强学生的学习兴趣及加强对制备工艺的掌握，让学生获得更多参与实践过程和收获实践成果的机会，体会智慧创造美好生活，激发自我教育潜能，激发学生审美素养。

2. 挥发油检视的气相色谱法

气相色谱——质谱联用仪是一种用于化学领域的分析仪器。适用于有机物（特别是复杂有机混合物）的定性分析与气相色谱法结合，可比较方便地完成有机混合物的全分析（定性、定量）。各种植物提取物如挥发油、生物碱、松节油等分析；采用软件模拟气相色谱仪在对挥发油检视中的操作应用，讲述充分利用现代仪器分析手段来揭开挥发油复杂成分背后的物质基础，确保中药走向现代化、国际化道路的依据，并教育学生要依法进行药物检验，熟悉医药行业的发展政策方针，并在临床用药、药物鉴别等操作中要严格按照标准执行。引导学生追求崇高的职业理想，增强其责任感、事业心，培养学生爱岗敬业、创新创优的奋斗精神深刻认识自身应承担的社会责任，形成良好的责任意识，树立正确的创新创业认知和社会责任感。

（八）模块八：三萜类化合物

1. 三萜类化合物定义

利用生活中出现广泛的鸡蛋起泡与授课内容三萜皂苷起泡演示，在讲授三萜类化合物定义来源知识的基础上，设计三萜类化合物检验实验，启发学生善于在生活中思考，理论联系实际，在掌握必备知识的基础上，灵活应用解决中药生产实际中的问题，为学生适应经济社会发展，开展创新创业做好知识储备及不断提升学生双创素质的培养。

2. 齐墩果烷型中药实例——柴胡

柴胡其成分主要含柴胡皂苷、甾醇、挥发油（柴胡醇、丁香酚等）、脂肪酸（油酸、亚麻油酸、棕榈酸、硬脂酸等）和多糖等。还含黄酮、多元醇、香豆素和微量元素等成分。小柴胡汤出自医圣张仲景的《伤寒论》，柴胡为该方君药；由于柴胡属植物品种多，种间的形态又相似度高，因此极易混淆，历代本草中记载的柴胡较为复杂，且历史上发生过严重不良事件，因此小柴胡汤中的柴胡来源经过漫长的正本清源过程。引导学生明确来源正宗的中药对中医药临床效果的重要性及要求学生深刻意识到中药人身上反复的责任，让学生意识到自己在中医药文化传承中所扮演的重要角色。对调查获取的资料应仔细整理分析，以使数据和结论真实。在资料整理分析过程中，应保持科学态度，引导学生明确文化传承的重要性，并启发学生时刻关注中药学的发展方向、内容，进而参加大学生创新创业项目，培养开拓学生的双创能力。

（九）模块九：甾体类化合物

1. 甾体类化合物的分类及结构特点

现如今的口服避孕类药物大多为甾体类化合的一种，其发展历程及其漫长，从最初 19 世纪的先驱到后来发现甾体类化合物的曲折发展，是科技文明的进步与全人类不断探索和双创精神的体现，引导学生在创新创业中充分发挥专业优势，聚焦热门问题，参加双创比赛。鼓励学生通过创新解决传统中药的发展难题，培养学生的人文情怀和人文素养，培养学生传承以人为本的理念，发扬中医药传统文化。

2. 强心苷类化合物中药实例——夹竹桃

强心苷（*cardiacglycoside*）是一类具有选择性强心作用的药物，又称强心甙或强心配糖体。临床上主要用以治疗慢性心功能不全，此外又可治疗某些心律失常，尤其是室上性心律失常。夹竹桃为强心苷类化合物的代表中药，常有新闻对夹竹桃中毒时间的报道，从该植物中的物质基础层面并通过分析夹竹桃科植物中主要有效成分与苷元之间的毒性大小的关系来激励学生用中药物质基础解释传统中药材的药理作用，进而引发学生对传统中药文化与现代科技关系的深入思考，并培养学生运用中药学专业知识，解决工作中的复杂问题，不断探索行业的新知识、新技术。运用现代技术手段挖掘中医药传统文化中的价值。

（十）模块十：生物碱类化合物

1. 生物碱的主要生物活性成分

生物碱是存在于自然界（主要为植物，但有的也存在于动物）中的一类含氮的碱性有机化合物有似碱的性质，所以过去又称为赝碱。大多数有复杂的环状结构，氮素多包含在环内，有显著的生物活性，是中草药中重要的有效成分之一。从麻醉药到毒品角色转变，引导学生作为一名医药人未来从事医药工作时要秉承对我国医药卫生行业法律法规的敬畏之心，恪守法律，养成依法工作的意识，树立正确的家国情怀，树立正确的人生观和价值观。

2. 生物碱的化学性质

大多呈碱性反应。但也有呈中性反应的，如秋水仙碱；也有呈酸性反应的，如茶碱和可可豆碱；也有呈两性反应的，如吗啡（Morphine）和槟榔碱（Arecaadine）。教师播放视频《陆贞传奇》——乌头下毒片段，引入中药炮制在中药增效减毒方面的作用，乌头中的乌头碱为生物碱的代表成分之一，乌头临床入药需经过复杂的炮制流程，在研究乌头炮制后有效成分变化后，引导学生致力于用现代科技手段分析阐明我国传统中药炮制原理，让中医药更好地走向世界并在此过程中，强调学生需要具有爱岗敬业、创新创优的奋斗精神。努力让自己成为有知识，有理想，有能力的社会主义建设者及合格的中药工作者，培养学生的民族精神与科学素养；让学生意识到毒性中药的使用规范，强调调剂过程中口服剂型必须采用制乌头、制附子的行业规则，培养学生依法炮制、依规煎煮的社会责任及规则意识。

（十一）模块十一：鞣质

鞣质概述：首先介绍皮革工业的鞣皮剂、酿造工业的澄清剂、木材粘胶剂、墨水原料、染色剂、防垢除垢剂等传统用途，再阐释其抗肿瘤、抗脂质过氧化、抗病毒等现代药理活性；开拓学生创新思维，引导学生创新性地利用传统资源，培养创业意识与双创能力。

（十二）模块十二：其他成分

矿物类药：矿物是各种地质作用形成的天然化合物或单质，比如火山作用。它们可以是固态（如石英、金刚石）、液态（如自然汞）、气态（如火山喷气中的水蒸气）或胶态（如蛋白石）。教师通过列举国际惯例严禁使用含重金属的矿物药，药典中收录 30 种含重金属的中药是否形成矛盾，导出问题"国际惯例与传统用药相悖时该如何解决？"引导学生思考解决途径与方法，由小组分别进行讨论，每个同学提交解决方案，教师总结强调定性鉴别与含量测定的重要性，培养学生辩证看待问题、具体问题具体分析中医体系内涵，了解中国与国际在个别药物使用上的法制区别，培养法治思维的理念。

（十三）模块十三：中药复方药效物质基础研究

中药复方实例介绍：中药复方是指由两味或两味以上药物组成，有相对规定性的加工方法和使用方法，针对相对确定的病证而设的方剂，是中医方剂的主体组成部分。中药复方是指在辨证审因决定治法以后，选择合适的药物酌定用量，按照组成原则妥善配伍而成的一组药物。其所含化学成分复杂、药理作用具有多靶点多层次的特点，而且干扰因素众多，因此中药复方药理的研究难度颇大。观看视频《国宝名片——片仔癀》，引出中药复方的悠久历史，后结合 2020 年版《中国药典》中对其中主要有效成分三七皂苷含量的测定介绍，培养大学生的爱国情感、民族精神，同时弘扬民族文化，再次结合现代药物分析技术、药理学手段等去揭开中药复方神秘的面纱，为日后的研习奠定坚实基础从实验设计及技能操作中强化学生科学思维的锻炼，感受视频中精益求精的工匠精神。

四、课程"五育融合"双创教育教学实施路径

"中药化学"课程"五育融合"双创教育教学实施路径见表 7-1。

表 7－1 "中药化学"课程"五育融合"双创教育教学实施路径

课程模块	课程内容	双创要素	教学素材	教学实施建议	考核评价	备注
模块一：绪论	中药化学的发展历史	1.1 家国情怀 1.5 传承精神	材料：麻黄碱、四氢帕马丁、青蒿素、小檗碱的研发	教师通过麻黄碱、四氢帕马丁、青蒿素、小檗碱的研发等案例分析，让学生认识到现代中药研究的伟大成就，增强学生对中医药传统文化的自豪感，同时意识到与日本、欧美存在天然药物发展方面的差距，增强其历史使命感，树立传承传统中药文化的传承精神	课后作业（1）：请结合中药化学发展进程，撰写不少于500字的作业，谈谈中药现代化和自己的理想要求，题目自拟，重点考查学生的社会责任感和中药学子的社会责任	
	中药化学的任务	2.4 双创素质 5.4 创造精神	案例："六神丸"的改良	采用案例分析的方法，融入我国古代名方"六神丸"，流传至日本并改造开发成"救心丹"，创造巨大经济效益的案例。使学生意识到中药产业化发展中新剂型创新的重要性，引发学生对传统中药处方现代应用的思考、培养学生精练工艺，敢为人先，勇于创新的精神	作品设计（1）：根据作品设计评分表（见表7-6）结合方剂学相关知识，选择一个处方，根据其临床主治作用设计一个该方的现代剂型，重点考查学生的双创素质和创造精神	
模块二：中药化学成分提取分离方法与鉴定方法	中药有效成分的结构修饰	2.1 专业知识	案例：喜树碱研发	在长期中药应用的实践中，已经研究开发出不少的单体药物。为了进一步挖掘中药的临床应用价值，降低中药的毒副作用，故结合其他学科的知识体系，促进新药的研发工作。教师通过介绍从喜树碱中得到喜树碱、拓扑替康和羟喜树康在肿瘤治疗过程中的广泛应用情况，分析在现代技术背景下，天然毒副成分修饰可以通过结构修饰减少毒副作用，让学生意识到中药化学结构修饰对新药开发的重要意义，引导学生树立化学结构提升严谨求实，追求创新的专业素养	课后作业（2）：请结合中药有效成分的结构修饰，撰写不少于500字的作业，谈谈如何利用现代中药新药，题目自拟，重点考查学生严谨求实，追求创新的专业素养	

续表

课程模块	课程内容	双创要素	教学素材	教学实施建议	考核评价	备注
	苷类化合物在植物体内的存在状况分类	5.3 工匠精神	材料：强心苷类成分	苦杏仁苷为该类成分的代表之一，在临床应用前需要炮制进行"杀酶保苷"，防止不良反应发生。通过分析苦杏仁苷引起不良反应的物质的发生，激发学生的学习兴趣，培养学生"执着专注、精益求精、一丝不苟、追求卓越"的工匠精神	课堂测验（1）：以传统中药炮制的现代研究为题，开展课堂测验，测试题重点考查学生对杀酶保苷原理的认识，开放性测试题重点考查学生对中药统炮制的认知	
模块三：糖和苷类化合物	苷类成分应用实例	5.4 创造精神	材料：栀子苷类成分藏红花苷类化合物研究进展	藏红花，中药材名。本品为鸢尾科植物番红花花柱的上部及柱头。应在9~10月份晴天早晨采摘花朵，摘下柱头，烘干，即为干红花。若再加工，使其油润光亮，则为湿红花，以干红花品质较佳，置阴凉干燥处，密闭保存。采用文章选读并通过项目驱动、小组合作的方法，就"我国资源丰富富含作为名贵藏红花的栀子"这一主题，展开讨论，利用好我国中药资源，传承中医药传统文化，在传承中创新，做好中药质量标准，提高国际竞争力，为打造"健康中国"贡献自己的力量。培养学生创新意识、创新思维，发扬创造精神，重视新知识、新技术、新工艺、新方法的应用，在实践中善于发现问题、创造性地解决问题	课后作业（3）：请结合"如何开发新的中药资源"为题，撰写不少于500字的作业，该题开发现代科学技术合理开发中药新药，题目自拟，重点考查学生严谨求实、追求创新的科学态度，以发扬创造精神	

125

续表

课程模块	课程内容	双创要素	教学素材	教学实施建议	考核评价	备注
模块四：醌类化合物	苯醌类化合物的结构与分类	2.1 专业素养	材料：辅酶Q10（苯醌类代表）	醌类化合物是中药中一类重要的化学成分，是指分子内具有不饱和环二酮结构（醌式结构）的一类天然有机化合物，主要分为苯醌、萘醌、菲醌和蒽醌四种类型。其中苯醌是最基本的苯醌类代表物质为辅酶Q10。以《辅酶Q10十大揭秘》视频导入苯醌类化合物，就"辅酶Q10是什么？有什么作用？干酪是保健品？"提前进行分组任务，小组撰写讨论报告，激发学生的学习兴趣，引导学生对保健品、药品不同用途及法律概念的思考，培养学生规范使用药品，根据临床情况给予患者合理用药指导，依法执业的理念。引导学生深刻理解专业知识，熟练掌握专业技能，提升专业素养	小组讨论（1）：根据小组讨论评分表（见表7-5），对小组撰写的讨论报告，进行评价。重点考查学生任务熟练掌握专业技能及专业素养、对保健品、药品不同用途、法律概念的思考及合理用药理念的认知	
	醌类化合物的理化检识	1.2 法治意识 1.4 敬业精神	材料：保恩特莱格反应	通过材料保恩特莱格反应分析反应的原因，引出Bornträge反应需要硫酸酸管控加强，并分组让学生分析若有其他试剂替代浓硫酸如何完成该反应，思考中药工作者该如何在实际的化学成分鉴别中形成良好的责任意识，树立正确的责任意识，增强学生的责任感，创业认知和社会责任心，培养学生尽职尽责的工作态度，具有勤勤恳恳、兢兢业业的奋斗精神	课堂测验（2）：结合案例，专业知识测验，在学习通布置课堂测验，查学生对危险化学品使用的掌握程度，开放型测试题测试题重点考查学生基础对社会责任和敬业精神的认知	

续表

课程模块	课程内容	双创要素	教学素材	教学实施建议	考核评价	备注
模块四：含醌类化合物	含醌类化合物的中药实例——紫草	4.1 审美素养 4.4 文化创意	材料：紫草色素的结构及提取工艺	教师通过"齐桓公好服紫……五素不得一紫"解释紫草色布匹珍贵：紫草根富含的植物色素可以固着紫色在布匹（必须丝绸，棉麻容易暗淡无光）上，但想要确保染在布匹上的紫不脱色，需要反复多次浸泡固色。工艺繁复，结合紫草根的主要成分紫草素的化学性质，阐释染料的紫色高温、只能在秋冬季节才能染出均匀靓丽的紫色的现象。激发学生的学习兴趣，培养学生的审美素养，引导学生寻找更经济的工艺路线，培养其创新思维，引导学生思考紫草色素在现代社会中的潜在经济价值，进而开发文创产品和中药周边产品	作品设计（2）：以中药与印染为题开展第二课堂实验设计，以小组为单位筛选可以用于印染的中药，并进行色素提取方案设计，根据提取色素提取方案并完成印染，按照表（见表7-6）进行评分。主要考查学生的审美素养和文化创意	
模块五：苯丙素类化合物	苯丙酸类化合物——咖啡酸	1.2 社会责任 2.1 专业知识	材料："号称'全能粮食'，引进我国爆红，价格年年涨，又是炒作起来的？"	采用任务驱动、小组合作的方法，引导学生开展围绕含有丰富咖啡酸的奇亚籽真相调查，由学习小组分别查阅文献并评定相关指标，然后后分组陈述，要求每组通过组建合作调研，就奇亚籽是否智商税得出结论，在行动中培养科学探索的专业素养及法律意识并培养学生生利用上课文探学习的专业知识，进行有利于中药行业发展的创新创业实践	小组讨论（2）：根据小组讨论评分表（见表7-5）对小组撰写的讨论报告进行评价，重点考查学生的义利观，以群众生命安全为己任的社会职业责任和严谨敬业素养	

续表

课程模块	课程内容	双创要素	教学素材	教学实施建议	考核评价	备注
模块五：苯丙素类化合物	香豆素类成分的鉴别实例——秦皮	1.1 家国情怀	材料：《图经本草》中对秦皮的记载	通过讲解我国古代典籍《图经本草》"取皮渍水使碧色，书纸看之青色"，古人已经能够科学地使用"荧光现象"来鉴别秦皮的真伪这一要点。引导学生对中医药独特理论、治疗体系成就引导学生对优秀传统文化的认可；从今天中医药创新研究对现代中药科技创新的自豪，对中国中医药大国地位的充分肯定从而激发大学生的家国情怀	课后作业（4）：以秦皮的理化性质与理化鉴定之间的关系为题，撰写不少于500字的论文，重点培养学生理论联系实践的能力，考查学生对传统鉴定方法的现代研究认知，增强其文化自信自信	
	苯丙素类化合物的鉴定实例——金银花	1.1 家国情怀 5.1 劳动精神	材料：微电影《金银花开》	由《金银花开》中的金银花采摘时节引入，以大学生志愿者的主人公在全国家号召下在帮助农民推广金银花的过程为切入点。强调当代青年大学生应该培养正确的三观，为人民服务崇高的决意识以及培养学生坚定中国特色社会主义理想信念、激发学生对祖国、人民、专业的热爱，表达当代大学生对党和国家美好的祝愿	课后作业（5）：以中药扶农为题撰写不少于500字的论文，培养学生利用所学知识服务新农村建设道地药材的决心，考查学生对黄酮分类命名的认知和劳动精神的感悟	
模块六：黄酮类化合物	黄酮类化合物的分类	2.1 专业知识 5.3 工匠精神	问题：黄酮类合物的命名方式	介绍黄酮类不同分类命名的方式，采用小组讨论的方式，讲述科研思维进行改革，采用合物音译法的创新精神并进行学习改革，启发学生黄酮创新的引领，采用项目式教学教育科学学生学习专业知识、专业技能，具备科学的思维能力，掌握项目式的实验验证方法，具体专业学习专业道德认真，一丝不苟的工作态度，严谨立严谨规范，培养学生严谨求实的科学素养和精益求精的工匠精神	小组讨论（3）：采用翻转课堂，学生以小组为单位，学生代表汇报学习成果，根据小组分类评分表进行评分（见表7-3），重点考查学生对黄酮分类命名的认识认知和和党精神的领语	

续表

课程模块	课程内容	双创要素	教学素材	教学实施建议	考核评价	备注
模块六:黄酮类化合物	黄酮类化合物的生物合成路径	2.3 专业素养 3.2 拼搏精神	材料:黄酮类从提取到合成的道路	采用材料分析，小组讨论的方法，在小组讨论的同时，引入探索求真的拼搏精神，让学生感受真实的拼搏精神，追求合成曲折道路的辛苦和不断药物分析的技术。中药化学等手段去揭开中药神秘的面纱，为日后的研习奠定坚实基础，从实验设计及技能操作中强化学生运用创新思维方式解决实际工作中的复杂问题	小组讨论（4）： 以中药新药研发中生物合成的重要性为题，小组撰写讨论报告，根据小组讨论评分表（见表7-5）进行评分，重点考查学生综合应用所学知识理解决复杂问题的专业素养和不畏艰难勇于创新的拼搏精神	
	黄酮类化学成分中中药实例鉴定——槐米	1.1 家国情怀 2.1 专业素养	材料:《医生开讲——药食同源槐米》视频	观看《医生开讲——药食同源槐米》的片段，引入凉血止血润的中药备受老百姓认可的例子，提醒学生应当学以致用，把学到的知识真正地运用到生活中去，这是实现深挖中医药宝库的意义	课后作业（6）： 以药食同源中药举例为题，要求学生提交研究报告，涵盖核中药的传统功效、现代药理作用、主要化学成分及适用人群和使用注意等，重点考查学生的专业素养和中药传统文化根植于人民生活的感悟	
模块七:萜类化合物和挥发油	挥发油的物理化学性质	4.1 审美素养	材料:纪录片《香水时代》片段	通过观看纪录片《香水时代》片段，各学习小组选取不同天然植物探索香水提取制备过程，熟悉挥发油及加强其对制备工艺的掌握，让学生获得更多兴趣及参与智慧实践成果的机会，体会智慧创造美好生活	课堂测验（3）： 以挥发油的理化性质为题，展开课堂测验。专业知识测试题重点考查学生对挥发油理化性质的认知程度，设置开放式测试题考查学生对挥发油前调、中调、后调的感悟，培养其审美素养	

续表

课程模块	课程内容	双创要素	教学素材	教学实施建议	考核评价	备注
模块七：萜类化合物和挥发油	挥发油检视的气相色谱法	1.2 法治意识 1.4 敬业精神	材料：气相色谱法的模拟操作系统	采用模拟系统模拟气相气相色谱检视中的操作应用，讲述无分挥发油复杂成分背后的物质基础；提供来揭开挥发油现代化、国际化道路上的科学依据，并教育学生要依法进行药物检验，在临床用药、药物鉴别等要严格按照标准执行。引导学生追求崇高的职业理想、增强责任感，具有勤勉恳恳、精益求精的备斗精神。引导学生深刻认识应承担的社会责任，形成良好的责任意识，树立正确的创新创业认知和法制意识	课后作业（7）：以气相色谱仪在挥发油检视中的应用为题，要求学生查阅资料，撰写研究报告，重点考查学生挥发油检视方法的掌握及"质量第一"、"遵纪守法"的职业理念及敬业精神的认知	
模块八：三萜类化合物	三萜类化合物定义	2.1 专业知识 2.4 双创能力	材料：蛋白质泡泡与三萜皂苷泡的区分实验	借用生活中出现广泛的鸡蛋泡泡与授课内容三萜皂苷起泡的现象，以课堂小实验的方式分别进行加热对比观察，在讲授三萜类化合物定义来源知识的基础上，设计三萜类化合物检验实验，启发学生善于在生活中思考、理论联系实际，启发学生明确关注中药学的发展方向、内容，进而参加中药创新创业项目，培养开拓学生的双创能力。为学生适应经济社会发展，开展创新创业培养和双创知识储备及不断提升学生的专业素养的重要性	课堂测验（4）：就三萜类化合物检验布置课堂测验，重点考查学生专业技能的掌握程度，就三萜类化合物的理化性质等开放性题目考查学生双创能力	

续表

课程模块	课程内容	双创要素	教学素材	教学实施建议	考核评价	备注
模块八：三萜类化合物	齐墩果烷型中药实例——柴胡	1.5 传承精神 2.1 专业知识	材料：小柴胡背后的故事：医圣救世人，古方传世千年	由小柴胡汤的问世引出医圣张仲景及小柴胡的正宗正源问题，让学生调研走访收集市场资料，说明小柴胡汤来源变化。对比古今柴胡资源变化，让学生明确来源正宗的中药资源对临床效果的重要性及深刻意识到中药对中医药人身上的社会责任，对调查结果论述真务资料应仔细整理分析过程，以使数据和结论求真务实。在资料整理中去，利用自身专业知识，并保持科学态度，用发展的眼光看问题，解决问题，开拓探索，追求创新	课堂测验（5）：以柴胡的主要成分及药用价值为题，布置课堂测验，设置专业试题考查柴胡的主要成分、来源等。开放性题目以柴胡的临床应用为题，重点考查学生的社会责任和专业知识	
	甾体类化合物的分类及结构特点	2.4 双创能力 4.2 人文素养	案例：口服避孕药的发展历程	分析案例：口服避孕药的发展历程，从最初19世纪的先驱到发现甾体类化合物的曲折发展过程，是科技文明的进步与全人类不断探索的精神体现，强调应当将知识转化为最新的生产力，使知识的价值得到充分发挥，加强专业技能。丰富专业素养，不断提升学生双创素质，把专业知识真正地运用到生活中去，这是素养以人为本的知识理念，体现人文关怀的意义	课后作业（8）：以甾体类药物为题布置课后作业，要求学生查阅有关甾体类药物的类型及临床主治及应用，重点考查学生的双创型及人文素养	
模块九：甾体类化合物	强心苷类化合物中药实例——夹竹桃	2.3 专业素养	材料：《甄嬛传》——齐妃下毒片段	现如今的口服避孕药类药物大多为甾体类化合物的一种，其发展历程极其漫长，从最初19世纪的先驱到后来发现甾体类化合物中充分发挥专业优势，聚焦热门创新创业问题，参加国家双创比赛。进而引发学生对传统中药文化与现代科技相关系的深入思考，培养学生不断思索，运用现代技术手段挖掘中医药传统文化中的价值	小组讨论（5）：以夹竹桃的毒性为题展开讨论，个人撰写讨论报告，小组讨论评价表（见表7-4）进行评分。重点考查学生对强心苷类化合物药理作用及毒性反应的认知，培养其严谨的专业素养	

131

续表

课程模块	课程内容	双创要素	教学素材	教学实施建议	考核评价	备注
模块九：甾体类化合物	生物碱的主要生物活性成分	1.1 家国情怀 1.2 社会责任	材料：《湄公河行动》片段	播放视频《湄公河行动》片段，引入毒品的发展史，从麻醉药到毒品角色转变，引导学生作为一名医学生在未来从事医药工作时要秉持"大医精诚"的精神，做良心药、做放心药。肩负社会责任，珍爱生命、远离毒品，不要因为对毒品的好奇毁掉一生，树立正确的人生观和价值观	课后作业（9）： 以麻醉药品的使用为题布置课后作业，要求学生提交不少于500字的关于中医药人如何防毒、禁毒感想，重点考查学生对传统中药文化的传承认知及如何建立社会责任感的意识	
模块十：生物碱类化合物	生物碱的化学性质	1.4 敬业意识 3.3 规则意识	问题：乌头、附子经水浸、加热之后毒性变小的化学原理是什么	通过讨论乌头、附子经水浸、加热之后毒性：双酯型生物碱（乌头碱）水解成单酯型生物碱（乌头次碱、乌头原碱），强调调剂过程中口服制何采用规范、制附子的行业规则，培养学生依法炮制、依规煎煮的社会责任及规则意识	课堂测验（6）： 以乌头类生物碱的理化性质为题，开展课堂测验，设置专业试题主要考查学生对附子、乌头炮制原理的认知，开放型问题考查学生对传统炮制理论、依规煎煮的社会责任及规则意识	
模块十一：鞣质	鞣质的概述	2.4 双创素质	材料：鞣质的前世今生	首先，介绍皮革工业的鞣皮剂，酿造工业的澄清剂，木材粘胶剂，墨水原料，染色剂，防垢除垢剂等传统用途，再阐释其药理活性；开拓学生创新思维，引导学生创新性地利用传统资源，培养创业意识与双创能力	课后作业（10）： 以鞣质在中药产业中的应用为题，要求学生提交不少于500字的报告，重点考查学生对鞣质类物质多方面用途的认知，培养其双创意识和双创能力	

续表

课程模块	课程内容	双创要素	教学素材	教学实施建议	考核评价	备注
模块十二：中药效应物质其他成分	矿物类药	1.5 传承精神 4.2 人文素养	材料：国际惯例严禁使用含重金属的矿物药，药典中收录30种含重金属的中药	教师通过列举国际惯例与中国传统用药矛盾的问题，引导学生思考解决途径与方法，由小组分别进行讨论，每个同学提交测定含量方案，教师总结强调定性鉴别，学生辩证看待问题，具体问题具体分析中医体系内涵，了解中国与国际在个别药物使用上的法制区别，培养其传承精神和以人为本的理念	小组讨论（6）：就国际用药惯例与我国传统用药思路矛盾问题展开讨论，要求每个学生提交讨论报告，按照小组讨论评分表（见表7-4）就学生的社会责任和人文素养进行考查	
模块十三：中药复方药效物质基础研究	中药复方实例介绍	5.3 工匠精神	材料：国宝名片——片仔癀	观看视频国宝名片《中国药典》七版中对其中主要有效成分三七中皂苷含量的测定介绍，培养大学生结合现代物质分析技术、药理学等手段去揭开中药复方神秘面纱的使命感，感受视频中复方精益求精的工匠精神	课后作业（11）：以中药复方的现代研究为题，布置课后作业，要求学生提交不少于500字论文，重点考查学生对中药复方传系中精益求精和中药制剂精益求精神的领悟	

133

五、考核评价

根据"中药化学"课程"五育融合"双创教育教学实施路径中考核评价栏目规定的考核方式，过程性评价与终结性评价相结合，采用多元化考核评价方式，注重学生创新精神、创业意识和创新创业能力评价。

（一）评价形式

评价形式（见表7－2）。

表7－2 评价形式表

评价形式	小组讨论	作品设计	课堂测验	课后作业
数量	6	2	6	11
占比（％）	24	8	24	44

（二）评价标准

1. 小组讨论

方式一：小组讨论，代表汇报。组内学生自评占20％，学生互评占20％；全体学生评价代表汇报情况占30％；教师评价代表汇报情况占30％。代表汇报成绩作为小组成员成绩，适用于小组讨论（3）（见表7－3）。

表7－3 小组汇报评分表

项目	主题突出	时间控制	仪表仪容	应变能力	回答问题	备注
权重	0.4	0.1	0.1	0.2	0.2	

方式二：小组讨论，个人撰写讨论报告。组内学生自评占30％，学生互评占30％，教师评价学生撰写报告情况占40％，适用于小组讨论（5）（6）（见表7－4）。

表 7 – 4 小组讨论评分表

项目	论点鲜明	论据有力	数据翔实	逻辑清晰	分工明确	备注
权重	0.3	0.1	0.1	0.3	0.2	

方式三：小组讨论，小组撰写讨论报告。组内学生自评占 20%，学生互评占 30%，教师评价小组报告撰写情况占 50%。小组报告成绩作为小组成员成绩，适用于小组讨论（1）（2）（4）（见表 7 – 5）。

表 7 – 5 小组汇报评分表

项目	资料充分	论据有力	论点鲜明	逻辑清晰	组织协调	备注
权重	0.1	0.1	0.3	0.3	0.2	

2. 作品设计

本课程过程性评价中，作品设计共 2 个，每件作品满分为 10 分。评分方式为：组内学生评价占 20%；全体学生评价占 30%；教师评价占 50%。作品设计评分要点见作品设计评分表。适用于所有作品设计（见表 7 – 6）。

表 7 – 6 作品设计评分表

项目	设计理念新颖	设计方案合理	符合设计要求	新技术应用	设计作品完整	备注
权重	0.2	0.3	0.2	0.1	0.2	

3. 课堂测验

本课程过程性评价中，课堂测验共 6 个，每份课堂测验满分为 100 分，通过"学习通"记录学生成绩。课堂测验题包括专业知识测试题和开放型测试题，专业知识测试题中客观题由"学习通"自动评判，主观题和开放型试题由教师评价，考查学生的作答是否情感、思想健康，是否符合题意；是否有深刻、丰富的内涵，是否有创新，开放型试题，旨在激发学生自我表达能力和想象力，培养创新型人才。

4. 课后作业

本课程过程性评价中课后作业共 11 个，根据考核内容分为报告式作业和论文式作业。报告式作业主要考查学生是否能够根据要求查阅资料、内容和材料是否翔实、是否能够将相关专业知识及理论联系，适用于课后作业（1）（3）（4）（6）（8）（9）；论文式作业主要考查学生是否能综合分析问题、条理是否清晰，解决问题的方法是否有创新性，适用于课后作业（2）（5）（7）（10）（11）。课后作业根据学生完成情况由任课教师综合评定，采用五级制方式赋分。

5. 终结性评价标准

围绕五育融合课程创新创业教育目标，组织终结性评价包含期中考试和期末考试两类，采取百分制计分，期中考试占比 20%，期末考试占比 80%，采取纸笔作答。试题形式和内容突出基础性、综合性、应用性和创新性，通过设计开放性、探究性试题以及非标准答案的试题，在考查专业知识的基础上，引导学生多角度认识问题，鼓励学生主动思考、发散思维，考查和培养学生的探究意识和独立思考、创新能力。

（三）评价结果计算

根据《山东协和学院"五育融合"大学生创新创业指数综合测评办法》，计算"五育融合"课程创新创业基础指标达成度和学生创新创业基础指标达成度。

（四）评价结果使用

教师针对达成度低的分项指标进行全面分析，从教学目标设计、教学方法使用、教学环境创设、教学活动组织、学生学情等方面撰写教学反思，优化教学设计，持续改进教学，提高课程教学质量。

围绕学生个体达成度低的分项指标进行系统分析，从学生学习态度、学习习惯、学习方式等方面分析存在原因，对学生进行个性化辅导，引导学生增强创新精神，树立创业意识，提高创新创业能力。

第八章

"中药鉴定学"课程"五育融合"
创新创业教育教学设计

一、课程基本情况

"中药鉴定学"是中药学专业的一门必修核心课程。本课程是在传统鉴别经验的基础上，运用现代科学的技术和方法鉴定和研究中药的品种和质量，制定中药质量标准，开发和扩大新药源的应用课程。本课程以中药的四大鉴定方法为手段，阐明各中药具体品种的名称、来源、产地、性状、显微、成分、理化鉴别等内容，着重培养学生从事中药检验工作所必备的基本知识和技能，本课程48学时，3学分。

通过本课程的学习，学生掌握120种中药材的中药拉丁名、主要本草记载、来源、主要植（动）物形态、主产地、采收加工、性状鉴别、显微鉴别、主要或有效化学成分、理化鉴别、含量测定（部分中药）、功效等；熟悉75种中药材的来源、主产地、性状鉴别、显微鉴别、主要或有效化学成分等；了解95种中药材的来源、性状鉴别、主要或有效化学成分等，为今后从事中药生产、质量检测打下良好的基础。

二、课程"五育融合"双创教育教学目标

本课程围绕中药学专业人才培养目标，结合教学内容，落实"五育融合"要求，在创新创业教育方面达到以下教学目标：

（1）结合中药鉴定基本知识和技能、发展概况等教学内容，挖掘家国情怀、诚信品质、专业知识、专业素养和双创素质，培养学生为国为民，爱岗敬业的使命担当；

（2）结合中药鉴定的方法等教学内容，挖掘双创元素，强化专业素养，提升双创素质和能力；

（3）结合鉴定中的一些伪品及掺杂品案例等教学内容，挖掘诚信品质和社会责任、树立法律意识；

（4）结合中药鉴定中的来源鉴别等教学内容，挖掘审美素养、劳动精神、拼搏精神，激发学生创新灵感和创造活力；

（5）结合中药采收加工与贮藏等教学内容，挖掘劳动精神、劳模精神、工匠精神。

三、课程知识与"五育"中的双创要素

（一）模块一：中药鉴定基本知识与技能

1. 现代中药鉴定技术的发展

现代生物学、药物化学等理论和方法在中药鉴定中广泛应用，创新了中药鉴定的方法，如 TCL 鉴别、色谱法含量测定、现代分析技术、中药材 DNA 条形码分子鉴定法、中药中真菌霉素测定法，多种现代分析技术用于质量评价。学生在学好课程知识的同时，应注重实践，将理论与实践结合起来提高专业素养，培养双创素质，适应未来中药鉴定技术的发展。

2. 中药的采收、加工与贮藏

中药应该按照一般原则进行采收，特殊的药材除外。如果保存不当，则会产生质量变异现象，降低临床价值，甚至危及病人生命，而发霉、变质等有质量变化的中药换上新包装重新售卖等，更是严重危害病人的健康，因此，应教导学生树立敬业、诚信、严谨的执业精神。

3. 中药鉴定的依据和基本程序

中药鉴定的依据是国家药品标准，通过介绍鉴定所依据的标准及《中

国药典》版本变革，让学生树立依法鉴定、质量第一的诚信品质，并不断进行创新。

（二）模块二：根及根茎类中药的鉴定

1. 人参、三七的鉴定

为追逐高额的利润，一些不良商贩用商陆的根去冒充人参，用菊三七冒充白术进行销售，这些药材的功能完全不同，误用会对病人造成严重的伤害，因此应将鉴定专业知识结合安全用药，培养学生的社会责任和诚信品质。

2. 有毒中药细辛、川乌的鉴定

《雷公炮炙论》有"凡使细辛，拣去双叶，服之害人"的记载。现代研究证明，细辛地上部分含有肾毒性的马兜铃酸，而根及根茎则不含此类成分。因此《中国药典》2005 年版将其由全草修订为根及根茎，并规定了马兜铃酸 I 的限量，以此教育学生鉴定人员要具有过硬的专业素养和严谨、认真的职业道德。

炮制作为传统技艺，不仅是对优秀传统文化的传承，更是为了保证药材的安全性，达到增效减毒的目的。由微视频《乌头的炮制》培养学生对传统技艺的自豪感和精益求精的工匠精神，树立严谨、正确的用药理念。

3. 黄芪的鉴别

2020 年为应对新冠肺炎疫情防控，云南省药品监督管理局开辟绿色通道，启动快速程序批准黄芪扶正解毒合剂、金香清瘟合剂、七龙天胶囊等 7 个中药品种医疗机构制剂临时批准文号用于新型冠状病毒感染的肺炎疫情防治，充分发挥中医药在疫情预防和治疗中的特色优势。向学生传达国家高度重视中医药事业的发展，我们作为中医药人，应该在这中医药发展的大好时机大展拳脚，开启中医药事业传承创新发展的新征程。[①]

---

① 云南省药品监督管理局. 省药监局启动快速审批批准 7 个品种医疗机构制剂注册用于新冠肺炎疫情防治［N］. 新华网，2020 – 02 – 17.

（三）模块三：茎木树脂类中药的鉴定

血竭的鉴定：《本草中国》之《双面》，彩云之南那颗古老的龙血树，八十岁的傣医康朗香始终按照贝叶经上的古法熬制龙血竭，步骤虽繁却拒不从简。2020 年版《中国药典》一部对血竭的描述是：本品为棕榈科植物麒麟竭果实渗出的树脂经加工制成。血竭主产于印度尼西亚和马来西亚，又称为"进口血竭"。进口血竭价格昂贵，为解决血竭来源问题，国内学者不断努力，发现其可作血竭药用，故药典将其列为血竭正品来源，又称广西血竭或国产血竭。主产于广西和云南。通过血竭来源的实例，提高学生的专业知识，提升新药研发的意识和水平，培养顽强拼搏的精神和为民服务的社会责任感。

（四）模块四：花类中药的鉴定

1. 西红花的鉴定

西红花为鸢尾科植物番红花的干燥柱头，价格昂贵，伪品和掺伪较多，鉴别尤其重要。通过视频《中医药行业的工匠精神》，让学生深刻体会从事贵细药材鉴定的老药工在中药鉴定行业的心路历程，教育学生要具有良好的专业素养和工匠精神。了解西红花的产地、国内种植情况及所面临的问题，提高学生利用所学知识解决问题的能力，培养其双创素质。

2. 金银花的鉴定

金银花为忍冬科植物忍冬的干燥花蕾，忍冬始载于《名医别录》。陶弘景谓："似藤生，凌冬不凋，故名忍冬。"它适应性极强，生不择地，凌冬不凋，象征生命的顽强不屈和品格的高尚，通过对忍冬名称的介绍，培养中药学生在生产实践中吃苦耐劳，拼搏进取的意志。

（五）模块五：皮类中药的鉴定

1. 秦皮的鉴别

始载于《神农本草经》，列为中品。苏恭谓："此树似檀，叶细，皮有白点而不粗错，取皮渍水便碧色，书纸看之皆青色者是真。"此为历史上最早观察荧光现象并应用于鉴别药材的记载。坚定学生的专业自信，引导学生对中医药独特理论、治疗体系的自信，对我国优秀传统文化的认可；从今天中医药建设成就引导学生对现代中药科技创新的自豪，对中国中药大国地位的充分肯定。

2. 杜仲的鉴别

杜仲为杜仲科植物杜仲的树皮，是我国的特有植物，一科一属一种植物，为了保护资源，一般采用局部剥皮法。在清明至夏至间，选取生长15～20年以上的植株，按药材规格大小，剥下树皮，刨去粗皮，晒干。置通风干燥处。通过杜仲皮的剥取方法，让学生树立节约资源、保护环境的意识。

（六）模块六：叶类中药的鉴定

艾叶的鉴别：学习艾叶的鉴别方法，先介绍艾叶防瘟疫的千年历史，以及现代医学的药理研究成果。布置任务，每小组查阅艾叶的应用历史，以加强学生对中医、中药传统文化的传承与创新，充分认识到中国传统医学的辉煌历程，培养学生传承与创新的精神。

（七）模块七：果实种子类中药的鉴定

1. 使君子的鉴定

使君子来源于使君子科植物——使君子的干燥成熟的果实，在基源鉴定时，引入使君子的传说，让学生认识到中药功效的神奇。在说明使君子的功能主治时，引用一些街边的报道，提醒学生要注意到药物的用法用量，保证用药安全；告诫学生不能因为药物的良好作用就肆意夸大药物功效、哄抬药物价格、蒙骗民众，造成不良后果。

2. 马钱子的鉴定

马钱子为马钱科植物马钱的干燥成熟种子。介绍马钱子主治功能时，通过新闻"夺命马钱子酒"案例，告诫学生不具备制剂生产资格的卫生机构和个人不得向社会、个人销售药酒，介绍马钱子毒性成分士的宁的危害。马钱子为古代牵机毒，中药临床用药时马钱子炮制时的注意事项，个人防护措施，引导学生要正确对待中药的毒副作用，培养其依法执业、合理用药的理念，提升其社会责任感。

（八）模块九：藻、菌、地衣类中药的鉴定

冬虫夏草，既非虫也非草，而是真菌与虫的完美结合，冬季真菌寄生于蝙蝠蛾幼虫体内，到了夏季发育而成。通过播放视频《冬虫夏草》，让学生了解冬虫夏草的生长环境与形成要素，揭示道地产区的同时，使学生了解冬虫夏草的珍贵，珍惜保护药源，激励学生运用知识和技术解决资源稀缺难题。

（九）模块十：矿物类中药的鉴定

国际惯例严禁使用含重金属的矿物药，《中国药典》中收录了30种含重金属的中药。通过列举国际惯例与中国传统用药矛盾的问题，引导学生思考解决国际规定与传统用药之间矛盾的途径与方法，强调定性鉴别与含量测定的重要性，培养学生辩证看待问题、具体问题具体分析的哲学观，了解中国与国际在个别药物使用上的法制区别，提供学生的双创素质和创造精神。

四、课程"五育融合"双创教育教学实施路径

"中药鉴定学"课程"五育融合"双创教育教学实施路径见表 8 – 1。

表8-1 "中药鉴定学"课程"五育融合"双创教育教学实施路径

课程模块	课程内容	双创要素	教学素材	教学实施建议	考核评价	备注
模块一：中药鉴定基本知识与技能	现代中药鉴定技术的发展	2.3 专业素养 2.4 双创素质	材料：中药鉴定的新方法的创新	通过材料讲解，引导学生在课堂上讨论中药现代鉴别方法——TCL鉴别，中药材DNA条形码分子鉴定法等，现代分析技术、色谱法含量测定，带领学生思考新时代背景下中药鉴定技术的发展必然是自动化程度高、专属性强、灵敏度高，快速和微量的发展方向和创新能力，培养学生自主创新精神	课后作业（1）：请查阅资料，结合现代中药鉴定学的发展，撰写不少于500字的报告，谈谈中药鉴定的现代化发展进程，题目自拟，重点考查学生的创新精神和双创能力	
	中药的采收、加工与贮藏	1.3 职业道德	材料：发霉变质的冬虫夏草	采用材料分析的方法，在讲授采收、加工、贮藏对药材的影响时，以实际问题——冬虫夏草发霉变质为切入点，阐述因药材发霉变质导致药材效果大大降低，影响临床疗效。通过分析同一药材的不同采收季节，教师引导学生思考，让学生深刻领会合理炮制、加工、严格贮存条件的重要性，培养严谨的执业精神和诚信品质	课堂测验（1）：以中药的采收、加工、贮藏为题，开展课堂测验，考查学生对采收季节、加工方法的理解，及学生严谨执业的诚信品质	
	中药鉴定的依据和基本程序	2.1 专业知识 2.4 双创素质	材料：《中国药典》介绍	介绍中药鉴定所依据标准的严格发展，引导学生树立中药鉴定，质量第一的原则。通过《中国药典》每版变动的讲解，让学生感受国家药典的与时俱进，不断创新，不断完善的历程与进步，让学生思考中药创新的新的路径与方向，强化学生的专业知识和双创素质	小组讨论（1）：采用翻转课堂，学生课上对中药典的认识进行汇报，小组撰写讨论报告，根据小组讨论评分表（见表8-5）进行评分，考查学生对《中国药典》的认识	

续表

课程模块	课程内容	双创要素	教学素材	教学实施建议	考核评价	备注
	人参、三七的鉴定	1.2 社会责任 1.3 职业道德	案例：用商陆冒充人参	课前带领学生观看视频"人参的鉴别"，结合人参与商陆性状鉴别、显微鉴别及根茎鉴别，让学生如何进行来源鉴别、性状鉴别、鉴别人员及理化鉴别，通过商陆冒充人参带来的危害分析，让学生意识到中药鉴别工作的重要性，增强依法执业的理念和安全用药的思想，培养学生的社会责任和诚信品质	课后作业（2）：以人参掺杂伪品造成人身安全事故为例撰写报告式作业，分析事故发生原因及对学生的认知、重点考查学生对的社会责任方法及重要性，中药鉴别中所蕴含的社会责任、诚信品质	
模块二：根及根茎类中药的鉴定	有毒中药细辛、川乌的鉴定	2.1 专业知识 5.3 工匠精神	材料：有关细辛、川乌视频；《中国药典》相关记载	放映细辛视频分组讨论《中国药典》2005年版修改细辛药用部位的原因，教师讲解地上部分含马兜铃酸，导致毒性作用的发生，故将药用部位修改为根及根茎，为保证用药的安全性，《中国药典》从2005年版开始还规定了马兜铃酸的限量，以此教育学生要有过硬的专业素养和严谨的执业态度 学生观看乌头类药物炮制视频，分组讨论乌头是对药材的安全炮制的原因，炮制作为传统技艺，不仅是对优秀传统文化的传承，达到增效减毒的目的。更是为了保证用药的安全，培养学生对传统技艺的自豪感和精益求精的工匠精神，树立严谨、正确的用药理念	小组讨论（2）：采用翻转课堂，学生以小组为单位学生代表汇报学习成果（见考分表8-3）进行评分，重点考查根据小组汇报学生对有毒中药的认知和精益求精工匠精神的领悟	

续表

课程模块	课程内容	双创要素	教学素材	教学实施建议	考核评价	备注
模块二：根及根茎类中药的鉴定	黄芪的鉴定技术	2.4 双创素质 5.4 创造精神	案例：云南启动快速审批批准7个种制剂注册用于疫情防治机构制剂注册用于疫情防治	通过案例云南省药品监督管理局开辟绿色通道，启动快速程序批准黄芪扶正解毒合剂，金香清瘟合剂、七龙天胶囊等7个中药品种医疗机构制剂用于新型冠状病毒感染的肺炎疫情防治。充分发挥中医药在疫病预防和治疗中的特色优势。通过讲解，向学生传达国家高度重视中医药事业的发展，作为中药学专业的学生，应抓住时机努力学习，积极传承创新，开辟中医药防治的新篇章	课后作业（3）：以新冠肺炎的中医疗法为题布置课后作业，要求学生查阅黄芪扶正解毒合剂，金香清瘟合剂、七龙天胶囊的临床主治应用，重点考查学生的双创素质及自主学习的能力	
模块三：茎木树脂类中药的鉴定	血竭的鉴定	3.2 拼搏精神 2.1 专业知识	材料：《本草中国》有关血竭的视频	通过翻转课堂，学生课前观看视频，了解血竭的来源及鉴别要点。课中小组为单位展示课前学习成果，教师总结归纳，讲述血竭的来源及鉴别方法。国产血竭发现的艰难历程，提高学生的专业知识，培养学生的拼搏精神和为人民服务的社会责任感	小组讨论（3）：以血竭的来源与鉴别方法为题，小组撰写讨论报告（见表8-5）进行讨论评分，重点考查学生综合应用所学知识解决复杂问题的专业素养和不畏艰难勇于创新的拼搏精神	
模块四：花类中药的鉴定	西红花的鉴定	2.3 专业素养 2.4 双创素质 5.3 工匠精神	材料：《中医药行业的工匠精神》视频	播放视频《中医药工匠精神》，听鉴定贯细药材的老药工讲述从事中药鉴定行业四十余年的心路历程，数十年如一日重复着繁复枯燥的工作，教育学生要具有良好的专业素养和工匠精神。课下分小组查阅资料，了解西红花的产地、国内种植及开发情况，课上讨论西红花的发展现状及所面临的问题，提高学生的双创素质	小组讨论（4）：以西红花的修饰伪品为题展开讨论，个人撰写讨论报告（见表8-4）按照红花鉴别状来源及性状鉴别对西红花来源及鉴别进行评分，重点考查学生对西红花来源及鉴别的认知，培养其严谨的专业素养和工匠精神	

续表

课程模块	课程内容	双创要素	教学素材	教学实施建议	考核评价	备注
模块四：花类中药的鉴定	金银花的鉴定	1.1 家国情怀 5.1 劳动精神	材料：《金银花开》视频	由《金银花开》中的金银花采摘时节引入，以大学生志愿者为主人公在国家号召下帮助农民推广金银花的过程为切入点，强调当代青年大学生应该树立坚定中国特色社会主义理想信念以及培养为人民服务的三观，增强政治意识，激发爱国情感，强化使命担当意识	课后作业（4）：以中药扶农为题撰写不少于500字的论文，培养学生利用所学知识服务新农村建设的决心，重点考查学生对道地药材的认知和劳动精神的感悟	
模块五：皮类中药的鉴定	秦皮的鉴别	1.1 家国情怀	材料：《神农本草经》中对秦皮的记载	学生讨论我国古代典籍《神农本草经》"取皮水使碧色，书纸看青色"，说明古人已经能够科学地使用"荧光现象"来鉴别秦皮的真伪，从而坚定学生的专业自信，对优秀传统文化的认可，通过中医药建设成就培养学生对现代中药科技创新的自豪感	课后作业（5）：以秦皮的理化性质与理化鉴定之间的关系为题，撰写不少于500字的论文，考查学生理论联系实践的能力，考查学生对传统鉴定方法的现代研究认知，增强其文化自信	
	杜仲的鉴别	1.2 社会责任	问题：杜仲的来源及杜仲皮部的剥取方法	采用翻转课堂的方法，学生课前了解杜仲的来源及药用部位，课堂中以小组为专业素养展示课前学习成果，培养学生的专业素养。教师归纳总结，杜仲为我国特有植物，一科一属一种，一般采用局部剥皮法。培养为了保护资源、保护用资源、保护环境的社会责任感	小组讨论（5）：学生以小组为单位学生代表汇报学习成果，根据小组学生评分表进行评分（见表8-3），重点考查学生对杜仲来源、加工方法的认知，培养节约资源保护环境的社会责任	

续表

课程模块	课程内容	双创要素	教学素材	教学实施建议	考核评价	备注
模块六：叶类中药的鉴定	艾叶的鉴别	1.5 传承精神 4.1 审美素养	问题：艾叶的鉴别方法；艾叶的功能有哪些	在讲授艾叶的来源时，借助图片及视频，展示艾叶的原植物，让学生了解艾叶的原植物形态，鼓励学生利用空余时间多参加实践活动，培养学生接触大自然、热爱大自然，以及发现美的意识；布置任务，每小组查阅艾叶的应用历史以加强学生对中医、中药传统文化的传承与创新	小组讨论（6）：以中药艾叶的应用历史及研究现状为题，小组撰写讨论评分表（见表8-5）进行评分，重点考查学生对中医、中药传统文化的学习与认知，充分认识到中国传统医学的辉煌历程和传承创新	
模块七：果实种子类中药的鉴定	使君子的鉴定	1.1 家国情怀 2.3 专业素养	材料：使君子的传说 问题：使君子的功能有哪些	基源鉴定中，引入使君子的传说，让学生认识到中药功效的神奇；在说明使君子的功能主治时，引用一些街边的报道，提醒学生要注意到药物的用法用量，保证用药安全；告诫学生不能因为药物的良好作用而就滥用意今大药物功效，哄骗药物价格，蒙骗民众，造成不良后果	课堂测验（2）：以使君子的主要成分及药用价值为题，布置课堂测验，专业试题主要考查使君子的主要成分、来源等，开放性题目以使君子临床应用为题，重点考查学生的职业道德和专业素养	
	马钱子的鉴定	1.2 社会责任 2.2 专业技能	案例：新闻"夺命马钱子酒" 问题：讨论马钱子的毒性	介绍功能主治时，通过新闻"夺命马钱子酒"案例，构和个人不得卖向社会，个人销售机构不具备制作产资格的卫生机，介绍马钱子毒性成分士的宁的危害，为古代卒机毒、中药临床用药的注意事项，个人防护措施，引导学生要正确对待中药的毒副作用，提升其用药的社会责任感	课堂测验（3）：以马钱子的理化性质为题，开展课堂测验，专业试题主要考查学生对马钱子炮制原理的认知，开放型题目考查学生对中药传统炮制理论、依法炮制理念的认知	

续表

课程模块	课程内容	双创要素	教学素材	教学实施建议	考核评价	备注
模块八: 藻、菌、地 衣类中药 的鉴定	冬虫夏草的鉴别	5.4 创造精神	材料:冬虫夏草的视频	通过线上视频,故事阐述介绍冬虫夏草来源,让学生了解冬虫夏草发展的历史文化。通过视频《冬虫夏草》学习,引出生长环境和形成要素,揭示道地产区的同时,使学生了解冬虫夏草的珍贵,应珍惜保护药源,激励学生运用知识和技术解决资源稀缺难题	小组讨论(7): 采用翻转课堂,学生以小组为单位学生代表汇报学习成果,根据小组汇报评分表进行评分(见表8-3),重点考查学生对冬虫夏草来源、产地、生长环境的认知和珍惜保护药用植物资源	
模块九: 矿物类中 药的鉴定	矿物类类药	1.2 社会责任 4.2 人文素养	材料:国际惯例"严禁使用含重金属的矿物药、药典中收录了三十种含重金属的中药	教师通过列举国际惯例与中国传统用药矛盾的问题,引导学生思考解决途径与方法,由小组分别进行讨论,每个同学提测定含量测定的区解决方案,教师总结强调调定看待问题,具体问题具体分析的哲学观,了解中国与国际药物使用上的区别,提高学生的双创素质和创造精神	小组讨论(8): 就国际用药惯例与我国传统用药思路矛盾问题展开讨论,要求每个学生提交讨论报告,按照小组讨论评分表(见表8-4)就学生的创造精神进行考查	

五、考核评价

根据"中药鉴定学"课程"五育融合"双创教育教学实施路径中考核评价栏目规定的考核方式，过程性评价与终结性评价相结合，采用多元化考核评价方式，注重学生创新精神、创业意识和创新创业能力评价。

（一）评价形式

评价形式（见表 8 - 2）。

表 8 - 2　　　　　　　　　　　　**评价形式表**

评价形式	小组讨论	课堂测验	课后作业
数量	8	3	5
占比（%）	50	19	31

（二）评价标准

1. 小组讨论

方式一：小组讨论，代表汇报。组内学生自评占 20%，学生互评占 20%；全体学生评价代表汇报情况占 30%；教师评价代表汇报情况占 30%。代表汇报成绩作为小组成员成绩。适用于小组讨论（2）（5）（7）（见表 8 - 3）。

表 8 - 3　　　　　　　　　　　　**小组汇报评分表**

项目	主题突出	时间控制	仪表仪容	应变能力	回答问题	备注
权重	0.4	0.1	0.1	0.2	0.2	

方式二：小组讨论，个人撰写讨论报告。组内学生自评占 30%，学生互评占 30%，教师评价学生撰写报告情况占 40%。适用于小组讨论（4）（8）（见表 8 - 4）。

表 8 – 4 小组讨论评分表

项目	论点鲜明	论据有力	数据翔实	逻辑清晰	分工明确	备注
权重	0.3	0.1	0.1	0.3	0.2	

方式三：小组讨论，小组撰写讨论报告。组内学生自评占 20%，学生互评占 30%，教师评价小组报告撰写情况占 50%。小组报告成绩作为小组成员成绩。适用于小组讨论（1）（3）（6）（见表 8 – 5）。

表 8 – 5 小组汇报评分表

项目	资料充分	论据有力	论点鲜明	逻辑清晰	组织协调	备注
权重	0.1	0.1	0.3	0.3	0.2	

2. 课堂测验

本课程过程性评价中，课堂测验共 3 个，每份课堂测验满分为 100 分，通过"学习通"记录学生成绩。课堂测验题包括专业知识测试题和开放型测试题，专业知识测试题中客观题由"学习通"自动评判，主观题和开放型试题由教师评价，考查学生的作答是否情感、思想健康，是否符合题意；是否有深刻、丰富的内涵，是否有创新，开放型试题旨在激发学生自我表达能力和想象力，培养创新型人才。

3. 课后作业

本课程过程性评价中，课后作业共 5 个，根据考核内容分为报告式作业和论文式作业。报告式作业主要考查学生是否能够根据要求查阅资料、内容和材料是否翔实、是否能够将相关专业知识及理论联系，适用于课后作业（1）（3）（2）（9）；论文式作业主要考查学生是否能综合分析问题、条理是否清晰，解决问题的方法是否有创新性，适用于课后作业（2）（5）（7）（10）（4）。课后作业根据学生完成情况由任课教师综合评定，采用五级制方式赋分。

4. 终结性评价标准

围绕五育融合课程创新创业教育目标，组织终结性评价包含期中考试和期末考试两类，采取百分制计分，期中考试占 15%，期末考试占 25%，采取纸笔作答。试题形式和内容突出基础性、综合性、应用性和创新性，通过设计开放性、探究性试题以及非标准答案的试题，在考查专业知识的基础上，引导学生多角度认识问题，鼓励学生主动思考、发散思维，考查和培养学生的探究意识和独立思考、创新能力。

（三）评价结果计算

根据《山东协和学院"五育融合"大学生创新创业指数综合测评办法》，计算五育融合课程创新创业基础指标达成度和学生创新创业基础指标达成度。

（四）评价结果使用

教师针对达成度低的分项指标进行全面分析，从教学目标设计、教学方法使用、教学环境创设、教学活动组织、学生学情等方面撰写教学反思，优化教学设计，持续改进教学，提高课程教学质量。

围绕学生个体达成度低的分项指标进行系统分析，从学生学习态度、学习习惯、学习方式等方面分析存在原因，对学生进行个性化辅导，引导学生增强创新精神，树立创业意识，提高创新创业能力。

第九章

"中药药理学"课程"五育融合"
创新创业教育教学设计

一、课程基本情况

"中药药理学"是中药学专业的一门专业必修课程，该课程以中医药基本理论为指导，以中药功效主治为基础，运用现代科学方法，研究中药和机体相互作用及作用规律的一门学科。本课程结合目前中医药现代化研究的成果，重点介绍中药基本理论的现代科学内涵，中药功效产生的机理及物质基础。本课程共 56 学时，3.5 学分，其中理论部分 40 学时，实验部分 16 学时。

本门课程包括理论课和实验课两部分。其中理论课分总论及个论，总论重点讲述中药药性理论和知识，介绍中药药理作用的基本规律与中药药理研究发展进程等。各论由概述和常用药两部分构成。概述介绍各类中药功效主治相关的药理作用，常用单味药的主要化学成分、药理作用、现代应用及不良反应等。通过本课程的学习，使学生掌握中药药理学的基本内容，掌握临床常用中药的药理作用及其作用机制以及中药防病、治病的现代科学原理，了解中药药理学在继承和发展中医药学中的重要地位，掌握中药药理学实验的基本技能和方法，培养学生的实践动手能力和分析问题、解决问题的能力，创新思维以及严谨的工作作风，为中药新药研究与开发、促进中药现代化和国际化及将来从事中医药相关工作打下基础。同时，在传承中药传统过程中发掘创新思维与创业精神，迎合现代市场需求，使中药用之于民更加普及化。

二、课程"五育融合"双创教育教学目标

本课程围绕中药学专业人才培养目标，结合教学内容，落实"五育融合"要求，在创新创业教育方面达到以下教学目标：

（1）结合中药药理学学科任务与性质等教学内容挖掘爱岗敬业、家国情怀、敬业精神要素，培养学生的守正创新精神以及依法创新创业的使命担当；

（2）结合解表药麻黄、泻下药大黄、温里药附子药理作用等教学内容，挖掘双创要素，强化学生的专业知识，提升中药专业技能、专业素养，培养学生自主性、创新性以及专业性；

（3）结合生大黄对小鼠小肠运动的影响、延胡索对小鼠的镇痛作用、川贝枇杷膏对小鼠的止咳作用等动物实验操作等教学内容，挖掘坚强意志、拼搏精神、协作精神、竞争意识要素，塑造顽强拼搏、团结协作、敢为人先的意志和精神；

（4）结合清热药金银花、平肝息风药羚羊角、止血药艾叶等常用药物等教学内容，挖掘审美素养、人文素养，激发学生创新灵感和创造活力，培养学生对生命的敬畏、对自然的热爱；

（5）结合利水渗湿药泽泻、理气药香附等药物作用机制等教学内容，挖掘劳动精神、工匠精神、创造精神要素，提升创新创业精神和实践能力。

三、课程知识与"五育"中的双创要素

（一）模块一：绪论

中药药理学的学科性质：

"中药药理学"是以中医药基本理论为指导，以中药功效主治为基础，运用现代科学方法，研究中药和机体相互作用及作用规律的一门学科。由新药研发中所涉及的中药研发过程的材料纪录片《本草中国》的介绍，培养学生的爱国意识和爱国情感，以及勇于创新的时代精神，坚定中医药理论自

信、文化自信。引导学生树立正确的世界观、人生观、价值观，涵养救济苍生的情怀，培养其乐善好施的品性，练就过硬的专业本领，做一个怀有仁爱之心的人，具有爱国主义、集体主义精神。

（二）模块二：中药药性理论的现代研究

中药四气五味的现代研究：

中药药性理论是关于中药临床特性和功能理论的基础理论，是对中药临床效果的规律性概括，是几千年临床用药经验的结晶。其中药理论的核心是中医药理论体系的重要组成部分。关于中药药性的现代研究，通常将中药分为寒凉及温热两大类进行。针对中医临床寒热病证的表现与机体各系统功能活动变化的关系，发现它们对中枢神经系统、自主神经系统、内分泌系统、能量代谢等方面的影响具有一定规律性，引导学生遵循药性理论进行研究，培养规则意识。

（三）模块三：中药配伍

中药归经理论的现代研究：

归经学说是中药药性理论的重要组成部分。"归"是指药物的归属，即指药物作用的部位。"经"是指经络及其所属脏腑。归经是中药对机体治疗作用的定位，是中药对机体脏腑经络选择性的作用或影响。归某经的药物主要对该脏腑及其经络起治疗作用，对其他脏腑经络作用较少或者没有作用。教师通过对专业知识的讲解结合药理学研究培养学生的专业素养、创新精神和创造精神。

（四）模块四：解表方药

麻黄：解表药多味辛，主人肺、膀胱经，具有发汗解表之功效，主要用于治疗外感表证，部分药物还可用于水肿、麻疹、风疹、咳喘、风湿痹痛等证而兼有表证者。麻黄的主要成分为麻黄碱，具有发汗、平喘、利尿、解热、抗炎、强心、升压等药理作用，通过麻黄碱的发展研究以及广泛的药理作用，启发学生认识到药物研究过程的艰难以及科学家刻苦钻研的求实精神，培养学生积极进取、迎难而上、坚持创新的学术精神。

（五）模块五：清热药

清热药的药理作用：

凡以清泻里热为主要作用的中药皆称为清热药。金银花是清热药物的典型代表，忍冬科植物忍冬的干燥花蕾或带初开的花，主要化学成分为绿原酸类化合物，即绿原酸和异绿原酸，含有大量的黄酮类化合物，具有抗菌、抗病毒、解热、抗炎，增强免疫力等药理作用，临床用于治疗急性感染性疾病、皮肤病等，通过介绍金银花的神话背景，并结合专业知识的讲解，启发学生在掌握专业系统知识的同时，关注其所蕴含的传统文化，增强文化自信感与民族自豪感，培养爱国情怀以及守正创新意识。

（六）模块六：泻下药

大黄：凡能引起腹泻或润滑大肠、促使排便的药物称为泻下药。大黄是攻下药物的典型代表，具有泻下、利尿、解热、抗炎、抗溃疡、保肝等药理作用，其中对于泻下作用的主要药理成分的研究一直是本节的重点，通过讲解结合型、游离型蒽醌的作用，启发学生在学习专业知识的过程中用辩证的观点看问题，发现问题、解决问题，培养学生严谨认真、实事求是的科研态度。

（七）模块七：祛风湿药

泽泻：凡能通利水道、渗泄水湿，治疗水湿内停所致各种病症为主要功效的药物统称为利水渗湿药。泽泻是利水消肿药的典型代表，在现代药理研究中具有利尿、降血糖、降血脂、抗肾结石、抗炎、降血糖等众多药理作用，其中通过对泽泻临床治疗高脂血症、脂肪肝的主要成分的讲解，使学生认识三萜类化合物在当代产品中的应用，引导学生认识到充分发挥学以致用的灵活性，培养学生在掌握专业知识的基础上，创新传统中药的用法，培养老药新用的态度以及开拓创新的精神。

（八）模块八：温里药

附子：凡以温里祛寒，主要用于治疗里寒证的称为温里药，又名祛寒药。附子是温里药的代表药物之一，具有强心、升压、抗休克、抗寒、扩血管等药理作用，其中生附子有毒，含有双酯类生物碱（乌头碱），内服的附子必须经过精密炮制才可服用，降低毒性，保证患者的安全，警醒学生身为医者，要时刻具备这种精益求精的态度及敬业精神。

（九）模块九：理气药

香附：理气药性味多辛、苦、温而芳香，具有理气健脾、疏肝解郁、理气宽胸、行气止痛破气散结等功效。香附是其中的代表药物之一，主要成分为挥发油，具有解热、抗炎、降压、舒张平滑肌、雌激素样作用等药理应用，并结合"妇科圣药"的古代称呼解释香附的现代应用。通过此过程启发学生理解现代药理与传统功效的统一性，继承与发扬优秀传统文化，培养学生的爱国主义情怀以及守正创新意识。

（十）模块十：平肝息风药

羚羊角：平肝息风药大多性寒成平，入肝经，具有平肝阳、息肝风及镇静安神等作用。羚羊角是国家一级保护中药材，含有大量的角蛋白、胆固醇、磷酸钙等成分，具有降压、镇静、催眠、抗惊厥等药理作用。教师通过讲解羚羊角的临床应用并结合其制取过程，引导学生认识到现代技术的应用，启发学生应保持科学态度，需要学生用发展的眼光看问题、解决问题，开拓探索，追求创新。

（十一）模块十一：止血药

艾叶：具有收敛凝固、凉血等作用，可以促进血液循环、咯血便血、崩漏及创伤出血等病证的药物，称为止血药。"世路几年滋艾草，道山今日聚梅花"中所提及的艾叶就是止血药的代表药物之一，具有促进凝血、止血以及抗病原微生物的药理作用，学生掌握其药理作用的同时，能够体会古代典籍中对于艾叶的美好描述，引导学生体会古人喻情怀于诗词中，歌颂祖国河山，抒发心中志向的美好感情，培养学生追求美、欣赏美的能力以及对于传统文化的自信。

（十二）模块十二：实验

1. 实验一：生大黄对小鼠小肠运动的影响

利用黑色炭末作为指示剂，观察炭末在肠道的推进距离。口服生大黄可刺激肠蠕动加速，有泻下作用，故对胃肠实热有"釜底抽薪"之功。大黄久煎或炮制后，致泻成分蒽醌分解，泻下作用减弱，故选用生大黄作为实验用药，此过程培养学生积极思考的能力，最后根据实验结果进行分析，培养学生的发散思维能力，妥善处理小鼠尸体，培养学生绿色环保意识以及尊重、热爱生命的态度。

2. 实验二：延胡索对小鼠的镇痛作用

延胡索能活血行气止痛，其中镇痛的主要成分为四氢帕马丁，小鼠腹腔受化学药物刺激，表现为扭体反应，以此作为指标、观察延胡索的镇痛作用。本实验完成后，由于延胡索有中枢镇痛作用，因此应妥善保管，并告诫学生不随便拿取，遵守实验室规则，严格要求，培养学生遵纪守法的意识。

3. 实验三：三七对小鼠凝血时间的影响

三七是祛瘀、定痛、止血药，能诱导血小板释放止血和凝血活性物质，增高血液中凝血酶含量，从而缩短小鼠的正常凝血时间，达到止血之效。采用小鼠灌胃给药两小时，取其血液在玻璃毛细管内折断时出现血凝丝所历时间为指标，即可判明三七缩短凝血时间的作用。眼球血的采集，要求学生掌握技巧，且双方配合，避免因为动作不标准而导致小鼠挣扎的情况，此过程小鼠可能会因失血过多而死亡，学生备好工具及时清理，避免环境污染，培养学生环保意识以及团结合作能力。

4. 实验四：川贝枇杷膏对小鼠的止咳作用

氨水为化学刺激性物质，其吸入呼吸道后，刺激呼吸道上皮下的感受器，可引起咳嗽实验过程做好安全防护措施。川贝枇杷膏有化痰止咳的功效，用于咳嗽气喘，咳痰不畅，以及肺虚久咳等多种类型咳嗽。川贝枇杷膏对这一实验性咳嗽有抑制作用。学生应认真观察实验现象小鼠，以小鼠出现咳嗽现象开始计时，记录真实的实验数据并由学生统计全部数据，分析实验结果数据出现异常的原因，使学生独立思考、解决问题的能力，培养学生求真务实脚踏实地的品格。

5. 实验五：天麻对小鼠睡眠时间的影响

天麻通过抑制中枢神经系统而有宁心安神的作用；氯丙嗪通过阻断 α1 和 H1 受体产生镇静安定的作用。戊巴比妥钠阈下剂量与天麻（氯丙嗪）合用，观察药物与戊巴比妥钠的协同作用，由此来验证药物对中枢神经系统的抑制作用。实验过程中，对于抑制神经中枢的药物妥善放置，远离有害药物，对于进入睡觉的小鼠在药物解除后进行妥善照顾，培养学生尊重敬畏生命的态度以及求真务实的品格。

四、课程"五育融合"双创教育教学实施路径

"中药药理学"课程"五育融合"双创教育教学实施路径见表 9 – 1。

表9-1 "中药药理学"课程"五育融合"双创教育教学实施路径

课程模块	课程内容	双创要素	教学素材	教学实施建议	考核评价	备注
模块一：绪论	中药药理学的学科性质	1.1 家国情怀	材料：纪录片新药研发中所涉及的中药研发过程	采用视频教学等形象直观的方法，让学生充分认识中药药理学在现代药理研究中的重要性，教师通过对中药药理学学科任务的讲解，激发学生对于中药药理学的学习热情，并认识到传统中药与现代药理相结合所发挥的无可替代的作用，产生文化自信情感	小组讨论（1）：采用翻转课堂，学生以小组学习为单位，由学生代表汇报评分表进行评分（见表9-3），根据小组汇报及问题解答情况，由教师给予评价，重点考查学生对中药药理学发展的认知与了解	
模块二：中药药性理论的现代研究	中药四气五味的现代研究	1.5 传承精神 2.4 双创素质	问题："四气五味"与中医传统文化的联系	采用任务驱动、小组合作的方法，观看《传统中药之舌尖上的中药》视频，理解现代五味的来源，各学习小组选取传统的五修素养"中药药性的前世今生"等项目，查阅资料调查主题，在班级进行重点展示。通过小组在班级汇报和分享中华传统文化和其悠久历史，增强学生的文化自信，引导学生对于传统文化的创新式传承	课后作业（1）：按照课后作业评分表，根据学生课后作业情况进行评价，重点考查学生对四气五味及传统文化的感悟	
模块三：中药配伍	中药归经理论的现代研究	1.1 家国情怀 2.4 双创素质	材料：经络走向动态模拟图	通过材料学习，结合教师的讲解，结合学生对于现代技术与传统知识拟法，激发学生对新知识的兴趣，同时培养学生的科技创新意识以及发扬传统文化的民族责任感	课后作业（2）：按照课后作业评分表，根据学生课后作业情况进行评价，重点考查学生对归经理论的掌握情况及在临床工作中的应用	

续表

课程模块	课程内容	双创要素	教学素材	教学实施建议	考核评价	备注
模块四:解表药	麻黄的药理作用	1.1 家国情怀 2.4 双创素质 5.4 创造精神	材料:陈克恢先生与中药药理的发展	通过案例学习,学生采用自由讨论的方式学习陈克恢先生不断进取钻研的精神,为中国的药理学研究奠定了基础,以此启发学生学习其爱国情怀	课后作业(3): 按照课后作业评分表,根据学生课后作业情况进行评价,重点考查学生对药物配伍禁忌和安全用药的认知	
模块五:清热药	金银花的药理作用	1.1 家国情怀 4.2 人文素养	材料:《本草中国》金银花中对于其充满神话色彩的介绍	通过故事导入,讲解金银花由来,并赋予其神秘的人文色彩,故事蕴含着古代人民的智慧,进而引导学生在学习知识的同时,注重传统文化的学习与传承	小组讨论(2): 根据小组讨论情况,按照小组讨论写讨论报告,见表(见表 9-4)进行评分。教师、学生和组内成员分别对各个小组进行评价,重点考查学生在汇报时对中药传统文化的认知	
模块六:泻下药	大黄的药理作用	2.4 双创能力	案例:有人服用大黄泻下,有人则不泻,为什么	根据案例展开讨论,设计学生分组就产生此药效的原因,引导学生意识到专业知识的重要性,并培养其透过现象看本质的辩证主义观念,用药胆大心细的基础是对于本质事情况的深入把握,启发学生在用药治病救人时要精益求精	小组讨论(3): 根据小组讨论情况,个人撰写讨论报告,按照小组讨论写讨论报告,见表(见表 9-4)进行评分。教师、学生和组内成员分别对各个小组进行评价,重点考查学生在汇报时对中药传统文化和理论的认知	

续表

课程模块	课程内容	双创要素	教学素材	教学实施建议	考核评价	备注
模块七：利水渗湿药	茯苓的药理作用	2.3 专业素养 2.4 双创素质	材料：减肥药成分讨论	通过讲解并结合学生讨论减肥药中添加泽泻的案例，将中药创新式引入现代表容业，扩展了其应用范围，培养学生的创新精神及学以致用的能力	小组讨论（4）： 根据小组讨论结果，撰写讨论报告，按照小组讨论评分表（见表9-4）进行评分，重点考查学生的创新精神	
模块八：温里药	附子的药理作用	1.3 职业道德 2.3 专业素养	材料：药材市场附子以次充好	通过卫辉市药材市场实地考察，附子存在以次充好的现象，学生在学习基础知识后，发现会有此现象，便能够辨别真假进而严厉打击以次充好的不法行为，教师应帮助学生树立正确的价值观念以及做人做事基本原则	课后作业（4）： 按照课后作业评分表，根据学生课后作业情况进行评价，重点考查学生对诚实守信等职业道德以及实事求是精神的感悟	
模块九：活血化瘀药	香附的药理作用	1.1 家国情怀 2.3 专业素养	材料：香附——妇科圣药	学习香附的药理作用，联系现代生活讨论日常中香附的最常用作用，启发学生理解现代中医药与传统药物的继承与发展，这是中华医药的瑰宝	课堂测验（1）： 以香附的药理作用为题，展开课堂测验。测试题重点为药理作用的认知与程度，设置开放式测试题考查学生的专业素养、培养其审美素养	
模块十：平肝息风药	羚羊角的药理作用	2.4 双创素质 4.2 人文素养	材料：羚羊角的制取视频	通过材料学习，了解羚羊角的药理作用，结合教师讲解，启发学生重视动物伦理，启发学生应保特科学态度，需要学生开发展学生的眼光看问题，解决问题，追求探索、追求创新	课后作业（5）： 以中药羚羊角的药理作用为题，布置课后作业，要求学生提交不少于500字的论文，重点考查学生对于尊重自然敬畏生命的认知和中药制药精益求精、工匠精神的领悟	

续表

课程模块	课程内容	双创要素	教学素材	教学实施建议	考核评价	备注
模块十一：止血药	艾叶的药理作用	1.1 家国情怀 4.1 审美素养 4.2 人文素养	材料："盘中共解青菰粽，袅袅扰簪艾一枝"诗词	通过诗句引发学生对于艾叶中所蕴含的诗词之美的欣赏，古人喻情怀于诗词中，歌颂祖国河山，抒发心中志向	课后作业（6）：以艾叶的药理研究为题，撰写不少于500字的论文，重点培养学生理论联系实践的能力，考查学生对传统鉴定方法的现代研究认知，增强其文化自信、专业自信	
实验一：生大黄对小鼠小肠运动的影响（炭末法）	生大黄对小鼠小肠运动的影响	1.3 职业道德 2.3 专业素养	问题：实验操作中实验工具及实验动物该如何处置	通过"找茬"检查是否遗漏实验工具，各组互相监督的方式，将小鼠尸体置于回收地，实验工具摆放整齐，此过程培养学生耐心仔细，做任何事情都要细心稳重，遵守规则的意识，培养自身良好习惯	小组讨论（5）：根据小组讨论评分表（见表9-4）对个人赋分的报告进行评价，重点考查学生在实验时遵守规则意识以及人文素养的感悟与见解	
实验二：延胡索对小鼠的镇痛作用（扭体法）	延胡索对小鼠的镇痛作用	1.4 敬业精神	问题：扭体反应发生的原因是什么	大胆猜测实验结果，比如哪组individual体次数多等，最后根据实验结果进行分析，培养学生积极思考的能力，通过此过程培养学生的发散思维，环保意识以及主动思考的能力，培养其严谨的科学态度	小组讨论（6）：根据小组讨论评分表（见表9-3）对小组汇报情况，教师、学生和组内成员分别对各个小组进行评价，重点考查学生在实验时对动物伦理情怀、绿色环保方面的感悟与见解	

续表

课程模块	课程内容	双创要素	教学素材	教学实施建议	考核评价	备注
实验三：三七对小鼠凝血时间的影响（毛细玻璃管法）	小鼠内眦取血	1.4 敬业精神 3.3 协作精神	问题：内眦取血的注意事项是什么	眼球血采集的实验，要求学生掌握技巧，且双方配合，避免因为动物不标准而导致小鼠挣扎的情况，此过程会因失血过多而死亡，学生需备好工具及时用清理，避免环境污染，此过程旨在培养学生环保意识以及团结合作能力	小组讨论（7）：根据小组汇报情况，个人撰写讨论报告，按照小组讨论评分表（见表9-4）进行评分。重点考查学生在实验时对动物的感悟与见解。重点考查学生在实验时对动物方面的感悟与见解	
实验四：川贝枇杷膏对小鼠的止咳作用（潜伏期观察法）	氨水引咳法	2.4 双创素养 5.3 工匠精神	问题：本实验成功的关键是什么	实验过程保证广口瓶密闭，再三检查，使学生养成严谨的科学态度，认真观察实验现象从小鼠出现咳嗽开始计时，记录真实的实验数据，警告学生不能为了最后结果的美观而更改数据，培养求真务实的品格	小组讨论（8）：根据小组讨论评分表（见表9-5），对小组撰写的讨论报告，进行评价，重点考查学生在实验时对动物伦理精神以及真务实是精神的感悟与见解	
实验五：天麻对小鼠睡眠时间的影响	天麻对小鼠睡眠时间的影响	4.2 人文素养	材料：天麻对中枢药理作用的研究进展文献—中国知网	实验过程中，对于抑制神经中枢的药物要妥善放置，远离有害药物，对于进入睡眠的小鼠在药物解除后进行妥善照顾，使其尽快恢复	小组讨论（9）：根据小组讨论评分表（见表9-5），对小组撰写的讨论报告进行评价，根据小组内成员情况，由教师、学生和组内成员，分别对各个学生进行评价，重点考查学生在实验时对动物伦理情怀以及真务实是精神的感悟与见解	

五、考核评价

根据"中药药理学"课程"五育融合"双创教育教学实施路径中考核评价栏目规定的考核方式，采用过程性评价与终结性评价相结合，多元化的考核评价方式，注重学生创新精神、创业意识和创新创业能力评价。

（一）评价形式

评价形式（见表9-2）。

表9-2　　　　　　　　　　　　　评价形式表

评价形式	小组讨论	课堂测验	课后作业
数量	9	2	6
占比（%）	53	12	35

（二）评价标准

1. 小组讨论

方式一：小组任务，代表汇报。组内学生自评占20%，学生互评占20%；全体学生评价代表汇报情况占30%；教师评价代表汇报情况占30%。代表汇报成绩作为小组成员成绩。适用于小组讨论（1）（5）（见表9-3）。

表9-3　　　　　　　　　　　　　小组汇报评分表

项目	主题突出	时间控制	仪表仪容	应变能力	回答问题	备注
权重	0.4	0.1	0.1	0.2	0.2	

方式二：小组任务，个人撰写讨论报告。组内学生自评占30%，学生互评占30%，教师评价学生撰写报告情况占40%。适用于小组讨论（4）（2）（3）（6）（见表9-4）。

表 9 - 4 小组讨论评分表

项目	论点鲜明	论据有力	数据翔实	逻辑清晰	分工明确	备注
权重	0.3	0.1	0.1	0.3	0.2	

方式三：小组讨论，小组撰写讨论报告。组内学生自评占 20%，学生互评占 30%，教师评价小组报告撰写情况占 50%。小组报告成绩作为小组成员成绩。适用于小组讨论（7）（8）（见表 9 - 5）。

表 9 - 5 小组汇报评分表

项目	资料充分	论据有力	论点鲜明	逻辑清晰	组织协调	备注
权重	0.1	0.1	0.3	0.3	0.2	

2. 课堂测验

本课程过程性评价中，课堂测验共 2 个，每份课堂测验满分为 100 分，通过"学习通"记录学生成绩。课堂测验题包括专业知识测试题和开放型测试题，专业知识测试题中客观题由"学习通"自动评判，主观题和开放型试题由教师评价，考查学生的作答是否情感、思想健康，是否符合题意；是否有深刻、丰富的内涵，是否有创新，开放型试题旨在激发学生自我表达能力和想象力，培养创新型人才。

3. 课后作业

本课程过程性评价中课后作业共 6 个，根据考核内容分为报告式作业和论文式作业。报告式作业主要考查学生是否能够根据要求查阅资料、内容和材料是否翔实、是否能够将相关专业知识及理论联系，适用于课后作业（1）（2）（4），（23）（24）；论文式作业主要考查学生是否能综合分析问题、条理是否清晰，解决问题的方法是否有创新性，适用于课后作业（3）（5）（6）。课后作业根据学生完成情况由任课教师综合评定，采用五级制方式赋分。

4. 终结性评价标准

围绕五育融合课程创新创业教育目标，组织终结性评价包含期中考试和期末考试两类，采取百分制计分，期中考试占 15%，期末考试占 25%，采取纸笔作答。试题形式和内容突出基础性、综合性、应用性和创新性，通过设计开放性、探究性试题以及非标准答案的试题，在考查专业知识的基础上，引导学生多角度认识问题，鼓励学生主动思考、发散思维，考查和培养学生的探究意识和独立思考、创新能力。

（三）评价结果计算

根据《山东协和学院"五育融合"大学生创新创业指数综合测评办法》，计算"五育融合"课程创新创业基础指标达成度和学生创新创业基础指标达成度。

（四）评价结果使用

教师针对达成度低的分项指标进行全面分析，从教学目标设计、教学方法使用、教学环境创设、教学活动组织、学生学情等方面撰写教学反思，优化教学设计，持续改进教学，提高课程教学质量。

围绕学生个体达成度低的分项指标进行系统分析，从学生学习态度、学习习惯、学习方式等方面分析存在原因，对学生进行个性化辅导，引导学生增强创新精神，树立创业意识，提高创新创业能力。

第十章

"药事管理学"课程"五育融合"
创新创业教育教学设计

一、课程基本情况

"药事管理学"是中药学专业的一门主干专业课程，是研究有关药品管理活动的内容、方法、原理及其规律的学科，是药学与管理科学、法学、经济学、社会学等互相交叉渗透而形成的边缘学科。共 48 学时，3 学分，全部为理论学时。

通过本课程的学习，学生能够了解现代药学实践中管理活动的基本内容、方法和原理；熟悉我国药事体制及组织结构；明确药品质量与管理的关系规律；掌握我国药品管理法规和药师职业道德与行为准则；学生能够运用药事管理的基本理论和知识，分析问题和解决问题。同时能够培养学生科学学习的观念，明确职业定位，形成尊重自然、爱岗敬业、服务社会、热爱学习的良好观念。

二、课程"五育融合"双创教育教学目标

本课程围绕中药学专业人才培养目标，结合教学内容，落实"五育融合"要求，在创新创业教育方面达到以下教学目标：

（1）结合药品价格管理、医疗器械管理、医疗用毒性药品管理等教学内容，挖掘爱国主义、集体主义、社会责任、诚信品质、敬业精神元素、培

养学生为国为民、一丝不苟、求真求实、为打造健康中国贡献个人力量的使命担当；

（2）结合药物临床应用管理、中药与中药传承创新等教学内容，挖掘双创元素，强化专业知识，巩固专业能力，提高专业素养；

（3）结合药品研制与注册管理、不良反应与药物召回等教学内容，挖掘拼搏精神、协作精神、坚强意志等元素，培养学生永不言败、坚韧不拔的顽强意志，锻炼学生百折不挠、勇往直前的精神，引导学生分工协作、共同奋进的意识；

（4）结合野生药材资源管理等教学内容，挖掘审美素养及人文素养，引导学生发现人与自然和谐之美，培养学生良好的审美意识，提高学生敬畏生命、保护自然的人文素养；

（5）结合健康中国的战略主题和目标、处方与调配管理等教学内容，挖掘劳动精神、工匠精神元素，培育学生劳动观念，养成劳动习惯，激励学生养成一丝不苟、追求卓越的工匠态度，干一行，爱一行，精一行的精神。

三、课程知识与"五育"中的双创要素

（一）模块一：执业药师与健康中国战略

1. 健康中国的战略主题和目标

健康中国的战略主题：共建共享、全民健康。共建共享要求人人爱祖国、讲卫生、树文明、重健康。引导学生多参与义务劳动、养成劳动的习惯，为健康中国贡献自己的一份力量，并且在解读《健康中国行动（2019～2030）》的过程中，学生了解中医药在全民健康工程中的重要意义，培养学生传承创新中医药事业和服务健康中国的奉献精神。

2. 执业药师管理

《执业药师资格制度暂行规定》中申请注册的条件明确规定：（1）取得《执业药师资格证书》。证书获得前提是掌握中药药性理论、中药储藏与养护等专业知识，基本理论和基本技能的掌握是职业药师的必备条件。（2）遵纪

守法，遵守药师职业道德。提示我们职业过程中必须具有为人民服务、爱岗敬业的职业素养，总之申请注册条件提示我们加强专业技能的同时、必须培养良好的职业道德。

（二）模块二：药品管理立法与药品监督管理

1. 药品管理立法

《药品管理法》明确规定禁止生产、销售假药、劣药。并且指出，假药是药品成分在"质"的方面存在问题，劣药是药品成分在量的方面存在问题。假药危害更严重，处罚更严重。生产过程中必须加强专业知识和专业技能，严格掌握用药的质和量，才能保证药品安全有效。销售过程中，培养为人民健康着想的信念，杜绝销售任何假药和劣药。培养学生诚信职业的良好品德。

2. 药品监督管理

我国药品监督管理体系，除了药品监督管理局主管监督管理工作，还需卫生行政部门、工商行政管理部门、监察部门等各司其职，共同完成监督管理工作。提示学生个体的力量是有限的，集体的力量是无限的，工作学习过程中都需要发挥协作精神，提高合作意识，才能事半功倍。

（三）模块三：药品研制和生产管理

1. 药品研制与注册管理

药物研究开发具有高风险、长周期的特点。高风险是指，新药成功率不超过0.1%，往往在数百万个化合物，才能找到一个可以开发成新药的物质，这就需要培养学生不怕吃苦，勇于坚持、百折不挠的拼搏精神和激励学生自主创新和开发新产品的意识和实践能力。长周期是指新药开发到上市一般需要经过漫长过程，一般10～15年，这需要具备攻坚克难的坚定意志，培养学生不屈不挠的顽强精神结合案例教学讲解药品研制过程与质量管理规范，申请人在申请药品上市注册前，应当完成药学、药理毒理学和药物临床试验等相关研究工作。从事药品研制活动，应当遵守药物非临床研究质量管理规范（GLP）、药物临床试验质量管理规范（GCP），保证药品研制全过程持续符合法定要求，培养学生的创新精神和创业意识。

2. 不良反应与药品召回

存在安全隐患的药品应及时报告国家药品监督管理部门进行召回，药品经营过程中无论是药品生产企业、经营企业和使用单位应当建立和保存完整的购销记录，保证销售药品的可溯源性，并建立药品召回信息公开制度，采用有效途径向社会公布药品信息及召回情况。药品召回需要多机构协作，提示学生生活学习过程中都具有团队意识和合作精神。及时公开召回信息，以免发生严重事故，借此提示学生明确药师身上的责任，诚信做人，行诚信之事。

（四）模块四：药品经营管理

1. 药品经营许可与行为管理

药品零售企业的经营许可要求，具有依法经过资格认定的药学技术人员，经营处方药、甲类非处方药的药品，必须配有执业药师或经过资格认定的药学技术人员。有条件的需要配备执业药师。提示学生需要提高自己的专业知识和专业技能，获取相应资格证书后，才能胜任与药师相关的工作。

2. 处方药与非处方药分类管理

处方药与非处方药的包装和标识物管理中规定，标签和说明书必须经国家药品监督管理部门批注，文字表述应当科学、规范、准确。培养学生工作中应当科学严谨、实事求是的诚信品质。非处方药还应当使用容易理解的文字表述，以便患者自行判断、选择和使用，提示学生灵活合理运用语言文学，提高人文知识，增强人文素养。

（五）模块五：医疗机构药事管理

1. 处方与调配管理

处方管理中要求，中药饮片处方书写，应当按照"君臣佐使"排列，调剂、煎煮的特殊要求注明在药品右上方，并加括号，如先煎、后下等，对饮片的产地、炮制有特殊要求的，应当在药品名称之前写明，特许情况需要超剂量使用，应当注明原因并再次签名。要求学生工作过程中执着专注、一丝不苟、追求卓越，干一行、爱一行、精一行，认真完成每项工作，践行工匠精神。

2. 医疗机构制剂管理

医疗机构制剂配置的规定在机构与人员、房屋与设备、卫生、文件、配置管理、质量管理与自检、使用管理等方面都做了详细要求，各个环节都需要严格要求，才能配制合格、安全、有效的药品。讲解过程中引导学生把工作当职业、当事业，执着专注、一丝不苟、践行工匠精神，立足岗位、精益求精的敬业精神。

3. 药物临床应用管理

《抗菌药物临床应用管理办法》在抗菌药物采购、评估、处方等方面均作了详述，提示学生必须加强专业知识和专业技能的学习，提高专业素养，才能规范抗菌药物临床应用行为，而且提高抗菌药物临床应用水平，促进临床合理应用抗菌药物，控制细菌耐药，保障医疗质量和医疗安全。

（六）模块六：中药管理

1. 中药与中药传承创新

国家关于中药创新与发展的政策中列举，2019 年 10 月，中共中央国务院发布《关于促进中医药传承创新发展的意见》，从健全中医药服务体系、发挥中医药在维护和促进人民健康中的独特作用、大力推动中药质量提升和产业高质量发展、加强中医药人才队伍建设、促进中医药传承与开放创新发展、改革完善中医药管理体制机制等六个方面提出了二十条意见。

激励学生从古医籍中挖掘精华，在传统方剂中寻找灵感，在现代科技中攻关突破，培养学生创新思维，促进中药传承创新。

2. 野生药材资源管理

道地中药材，是指经过中医临床长期应用优选出来的，产在特定地域，与其他地区所产同种中药材相比品质和疗效更好且质量稳定。国家保护野生药材资源和中药品种，鼓励培育道地中药材。指出保护野生中药材的发展现状和趋势及保护过程中的困境，引导学生爱护自然、保护人与自然的和谐之美，提高审美意识的同时，增强保护自然环境的人文素养。

（七）模块七：特殊管理规定的药品管理

1. 疫苗管理

疫苗接种制度规定，国家实行有计划的预防接种制度，推行扩大免疫规划，通过接种疫苗，提高人体免疫力，减少死亡，控制传染病的流行，引导学生积极宣传人人接种第一类疫苗（政府免费向公民提供，公民应当依照规定受种的疫苗）的观点，并让学生理解新冠肺炎疫情期间，按时接种科学防治才能有效防控，为防疫贡献一份力量，同时激发学生抗疫的坚定信念。

2. 医疗用毒性药品的管理

医疗用毒性药品（简称毒性药品）是指毒性剧烈，同时治疗剂量与中毒剂量相近，使用不当会致人中毒或死亡的药品。医疗单位供应和调配毒性药品，必须凭医生签名的正式处方，每次处方剂量不得超过 2 日剂量，调配处方时必须认真负责，剂量准确，按医嘱注明要求，并由配方人员及有药师以上技师职称的复核人员签名盖章后方可发出。这要求职业者工作中拥有工作热情、认真负责做好每份工作，对毒性药品使用严格把关，规范安全合理用药，同时加强专业素养，将专业知识应用于临床，合理使用毒性药品，发挥毒性药物的最大功效，把毒药变为良药，安全用药。

（八）模块八：药品信息、广告、价格管理及消费者权益保护

1. 药品安全信息与品种档案管理

药品安全信息具有准确性、权威性、公正性的特点。随着人民群众对药品安全需求的不断提高，借助现代化信息化手段，及时、准确发布权威信息，积极回应群众的关切，方便、快捷地为公众提供药品信息的服务显得尤为重要。国家药品监督管理局推出药品信息查询平台，在确保准确性、权威性、公正性的前提下，保障公众的知情权、参与权、表达权和监督权，推进药品安全社会共治，打造阳光政府部门。激励学生与时俱进，采用新技术、新方法解决工作中的问题，使药品安全信息实时有效地公布。

2. 药品价格管理

药品价格管理，是指药品价格的制定和监测等一系列的管理活动。药品价格事关重大，药品价格问题是一个与医药经济、卫生保健和医疗保障密切相关的重要问题。我国的药品价格管理经历了从国家计划统一定价到市场调节经营者自主定价，再到政府定价和市场调节价相结合，以及当前执行的取消绝大部分药品政府定价四个阶段。引入新冠肺炎疫情防控期间，哄抬口罩价格案例，培养学生爱国主义精神，把个人命运与国家命运紧密相连，具有公民意识，培养学生的爱国奉献、正直善良的品德。

（九）模块九：医疗器械、化妆品和特殊食品的管理

1. 医疗器械管理

医疗器械特许经营管理分为三类，其中经营一类医疗器械无须许可和备案，经营二类医疗器械需要备案办理，三类医疗器械许可证需要相关部门的审核通过才可以办理。对于在朋友圈销售口罩、护目镜、防护服、体温枪等产品的人来说，二类医疗器械备案凭证是必备的资质。引导学生发现无备案私自售卖不合格产品时应积极举报，为打造健康中国贡献自己的一份力量。

2. 保健食品、特殊医学用途配方食品和婴幼儿配方食品的管理

保健食品是指声称具有特定保健功能或者以补充维生素、矿物质为目的的食品。即适用于特定人群食用，具有调节机体功能，不以治疗疾病为目的，并且对人体不产生任何急性、亚急性或者慢性危害的食品。针对中老年人群体容易购买虚假保健品的现象，引导学生加强专业知识，在辨别保健品真伪的同时积极对老年人进行保健品科普，以免上当受骗，为打造健康中国贡献自己的力量。

（十）模块十：药品安全法律责任

生产、销售、使用假药、劣药的法律责任《药品管理法》第 73 ~ 75 条明确指出生产、销售假药、劣药的法律责任，并指出应依法追究刑事责任，引导学生工作中坚持质量底线，爱岗敬业、诚实守信，培养学生科学严谨、实事求是的诚信品质。

四、课程"五育融合"双创教育教学实施路径

"药事管理学"课程"五育融合"双创教育教学实施路径见表 10 - 1。

表10-1　"药事管理学"课程"五育融合"双创教育教学实施路径

课程模块	课程内容	双创要素	教学素材	教学实施建议	考核评价	备注
模块一：执业药师与健康中国战略	健康中国的战略主题和目的	1.2 社会责任 5.1 劳动精神	材料：《国务院关于实施健康中国行动的意见》《健康中国行动（2019~2030年）》	教师通过讲解党的十九大作出实施健康中国战略的共建共享主题，引导学生多参与义务劳动，为实现健康中国贡献自己一份力量，培养学生的社会责任感	课后作业（1）：结合健康中国的战略主题，撰写不少于500字的作业，谈谈为实现健康中国，应怎样贡献个人的力量，题目自拟，重点考查学生的劳动精神和社会责任感	
	执业药师管理	1.4 敬业精神 2.1 专业知识	材料：执业药师申请注册的条件	教师引入执业药师申请注册条件的材料，进行谈论式教学，取得资格证书，引导学生增强专业知识、专业技能，遵守法、遵守职业道德，引导学生培养良好职业道德	小组讨论（1）：围绕材料开展小组讨论并由组长汇报，根据小组讨论（汇报）评分表（见表10-3）进行评分，重点考查学生对执业药师管理的认识，以及学生的法制意识和职业道德	
模块二：药品管理立法与药品监督管理	药品管理立法	1.3 职业道德 2.1 专业知识 2.2 专业技能	材料：假药劣药的区别	教师通过材料介绍药与劣药的区别，讲解《药品管理法》关于禁止生产、销售假药、劣药的条文，引导学生加强专业知识、专业技能才能在生产过程中严格把握药品的质与量，销售过程中诚信职业，杜绝销售假药、劣药	小组讨论（2）：围绕材料组织学生小组讨论，并据小组个人撰写讨论报告，讨论评分表（见表10-4）进行评分。结合案例找原因分析，重点考查学生的诚信品质和专业知识及技能	

续表

课程模块	课程内容	双创要素	教学素材	教学实施建议	考核评价	备注
模块二：药品管理立法与药品监督管理	药品监督管理	3.3 协作精神	案例1：哄抬口罩价格的典型案件；案例2：组建国家市场监督管理总局	教师通过案例讲解药品管理体系的组成，让学生明白一个部门的力量是有限的，集体的力量是无限的，只有多部门合作，才能成功快速破获揭露假药链，培养学生合作意识	小组讨论（3）：围绕案例组织学生小组讨论，个人撰写讨论报告，根据小组讨论评分表（见表10-4）进行评分。给全学生对药品监督管理的认知程度，设置开放式讨论考查学生的合作意识、协作精神	
	药品研制与注册管理	2.4 双创素质	案例：我国新冠疫苗研发进展情况	教师通过讲述国务院联防联控机制新闻发布会关于我国新冠疫苗研发进展情况介绍，并目讲解疫苗研制和创新信念。增强学生创新意识和创新信念，并目讲解疫苗研制过程中的挫折与艰辛，培养学生拼搏、不屈不挠的坚强意志	课后作业（2）：以案例2为例，撰写报告式作业，介绍疫苗研发历程，重点介绍疫苗的创新意义，创新精神，考查学生的创新意识，创新精神及不怕吃苦、不怕挫折的拼搏精神和坚强意志	
模块三：药品研制和生产管理	不良反应与药物召回	1.3 职业道德 3.3 协作精神	案例：小儿止咳糖浆等7批次药品召回案件	通过对不合格的小儿止咳糖浆等7批次药品召回案例讲解，讲述药品召回流程需要多部门配合完成，培养学生合作意识，并且让学生意识到售卖不合格药品的危害，引导学生诚信做人，杜绝销售不合格药物	小组讨论（4）：围绕案例组织学生小组讨论，个人撰写讨论报告，根据小组讨论评分表（见表10-4）进行评分。给合案例原因分析，重点考查学生对药品召回的诚信的认知程度，以及学生的诚信意识和合作意识	

续表

课程模块	课程内容	双创要素	教学素材	教学实施建议	考核评价	备注
	药品经营许可与行为管理	2.1 专业知识 2.2 专业技能	材料：药品零售企业的经营许可的具体要求	教师通过药品零售企业的经营许可的材料，介绍配有执业药师、甲类非处方药，提醒学生自己的必须配有执业药师和专业技能，才能胜任与药师相关相关的工作专业知识和专业技能，才能胜任与药师相关相关的工作书，努力获取相关资格证	课后作业（3）： 就国家药品零售企业的经营许可的具体要求开展开调研并撰写讨论报告，重点考查学生提升自己专业知识和技能的重要性	
模块四：药品经营管理						
	处方药与非处方药分类管理	1.3 职业道德 4.2 人文素养	案例：国家药监局关于疏清颗粒等十七种中药品转换为非处方药的公告	教师通过非处方药为大药效，被当神药销售的案例，介绍非处方药和非处方药的包装和标识物管理的相关规定，文字表述应当科学、准确，引导学生科学严谨、实事求是的诚信态度，非处方药应使用便于理解的文字描述，提示学生加强文学素养，合理使用措辞	课堂测验（1）： 就该课程涉及后置课堂测验，重点根据知识点布置课堂测验，重点考查学生对处方药和非处方药的分类管理，布置开放型题目考查学生对案例中所蕴含的理解	
模块五：医疗机构药事管理	处方与调配管理	5.3 工匠精神	案例：书写合格的中药饮片处方	通过合格的中药饮片处方，讲解如何规范书写处方，并提醒学生有特殊剂量的严格对待，注明原因，签名事故的发生，借助案例引导学生工作中应着专注、一行，爱一行、精一行，培养其专精精神的工匠精神	小组讨论（5）： 围绕案例组织学生小组讨论，个人撰写讨论报告，根据小组讨论评分表（见表10-4）进行评分；了解处方管理和处方开具的相关要求，明确处方管理为药师的职责，培养学生爱岗乐岗，一丝不苟，追求卓越的工匠精神	

续表

课程模块	课程内容	双创要素	教学素材	教学实施建议	考核评价	备注
模块五:医疗机构药事管理	医疗机构制剂管理	1.4 敬业精神 5.3 工匠精神	案例:云南启动快速审批批准7个品种医疗机构制剂注册用于疫情防治	卫生所未经许可,擅自配置治疗糖尿病病剂,被罚没置款200万元的案例,介绍医疗机构制剂的配置相关规定。引导学生在获取许可证的前提下,严格把关各个环节,一丝不苟,精益求精,才能配置合格、安全、有效的药品	小组讨论(6):围绕案例组织学生小组讨论,根据小组个人撰写讨论报告(见表10-4)进行评分,除在知识层面考查学生掌握医疗机构制剂管理的相关要求外,重点考查学生对精益求精的敬业精神和一丝不苟的工匠精神的理解	
	药物临床应用管理	2.1 专业知识 2.2 专业技能 2.3 专业素养	案例:滥用抗生素致人病危事件	采用小组讨论的方法,带领学生在课堂上讨论滥用抗生素致人病危事件,带领学生分析案例中病人病危原因,思考药物临床应用规范的重要性引导学生加强专业知识、专业技能的掌握,才能临床合理用药,保证医疗安全	课后作业(4):结合案例教学了解合理应用管理的原则和药物临床应用报告,并撰写讨论报告,具体规定,重点考查学生对提高专业知识、专业技能的认识	
模块六:中药管理	中药与中药传承创新	2.4 双创素质	材料:让中医药在创新中传承(人民时评);案例:屠呦呦获奖事件	采用小组讨论的方法,课堂上讨论案例1:面对新冠肺炎疫情肆虐全球的大考,中医药交出一份出色答卷。以张伯礼、黄璐琦3位院士为代表的中医药人,从古典医籍中挖掘精华,在传统方剂中找灵感,高效率突破、创造性、高效率地选出"三药三方",为抗击疫情作出了重要贡献。通过讲解屠呦呦团队攻克难题得诺贝尔奖等案例,培养学生创新意识,提高创新能力	小组讨论(7):围绕案例组织学生小组讨论,根据小组个人撰写讨论报告,根据小组讨论评分表(见表10-4)进行评分,重点考查学生对中医传承的了解和爱国情怀的感悟	

续表

课程模块	课程内容	双创要素	教学素材	教学实施建议	考核评价	备注
模块六：中药管理	中药材管理	4.1 审美素质 4.2 人文素养	案例：野生药材遭毁灭性盗采重要物种难以再生	通过案例分析《野生中药材遭毁灭性盗采重要物种难以再生》，采用小组讨论的方法，实施"野生中药材状况的调查"，练习确定具体调查内容及调查对象，由随机选出的小组和同学一起分享保护野生中药材意义，解读保护野生中药材的发展现状和趋势。与此同时，也指出当前野生中药材保护过程中的困境，从而引发班级中药保护讨论，进而提升大学生保护生态环境的审美意识，保护生态环境的观人与自然和谐之美的审美的人文素养	小组讨论（8）：围绕课堂问题学生展开小组讨论，个人撰写讨论报告，根据小组讨论评分表（见表10-4）进行评分，重点考查学生对于野生药材资源管理的认识和保护，热爱自然环境的审美意识和保护环境的人文素养	
模块七：特殊管理规定的药品管理	疫苗管理	1.1 家国情怀 3.1 坚强意志	材料：中国疫情防控的视频资料	由案例引入，采用项目驱动、视频观看的方法，由学生利用文案调查法上进行分享，让学生深深地体会国家在疫情防控方面坚定信心、同舟共济、科学防治、精准施策远高于其他很多国家的战略成果，进一步意识到国内安全感的重要性，意识到接种疫苗的重要性，并积极宣传人接种疫苗的观点，从而培养学生的爱国情感	课后作业（5）：结合案例教学，让学生搜集国内外疫情防控方面的资料并在课上进行分享，让学生深深地体会国家在疫情防控方面的坚定信心，理解案例中所蕴含的家国情怀的理解	

续表

课程模块	课程内容	双创要素	教学素材	教学实施建议	考核评价	备注
模块七：特殊管理规定的药品管理	医疗用毒性药品管理	1.4 敬业精神	材料：《本草中国》毒附子为治病良药、神农尝百草的故事	采用资料查阅、小组讨论的方法，教师在讲授具有大毒的中药时，以"毒附子为治病良药"为调查主题，让学生以小组为单位制订调研方案，通过调研活动深化学生爱岗敬业、严谨用药的职业精神	小组讨论(9)：采用翻转课堂，学生以小组为单位汇报学习成果，根据小组讨论评分表(见表10-5)进行评分，重点考查学生对医疗用毒性药品管理和提升自己专业素养、敬业精神和合理使用毒性药物的敬业精神和合理使用毒性药物的体会	
模块八：药品信息、广告，价格管理及消费者权益保护	药品安全信息与品种档案管理	5.4 创造精神	材料：药品信息查询平台的使用	药品安全信息应规范、及时地公开公布，借助材料介绍国家药品监督管理局退出药品信息查询平台，保证公众的知情权、参与权，使药品的安全信息及时快捷查找，引导学习与时俱进、发挥创新精神，利用新技术、新设备及时有效公布药品安全信息	课后作业(6)：以药品安全公开问题与对策为题，撰写不少于500字的分析报告，重点考查学生对创新意识、创新能力培养的理解	
	药品价格管理	1.1 家国情怀 1.3 职业道德	案例：疫情防控期间，哄抬口罩价格	采用案例分析、分组讨论的方法，在讲授药品价格管理的同时，引入疫情爱国主义精神，把个人命运与国家命运紧密相连，具有公民意识，培养学生的爱国奉献、正直善良的品德	小组讨论(10)：以案例的常见问题与对策为题，由小组撰写讨论报告，根据小组讨论评分表(见表10-5)进行评分，重点考查学生在疫情面前，将个人命运和国家命运联系的诚信品质和正直善良的家国情怀	

续表

课程模块	课程内容	双创要素	教学素材	教学实施建议	考核评价	备注
模块九：医疗器械、化妆品和特殊食品的管理	医疗器械管理	1.2 社会责任	案例：第一波在朋友圈"卖口罩"的人被判刑，你在卖口罩了吗，备案了吗	通过朋友圈"卖口罩"的被判刑的案例，讲解医疗器械的相关定义和界定，通过启发和讨论、培养学生的求真求实的科学精神，引导学生发现无自售卖医疗器械时应积极举报，贡献自己的一份力量，肩负起打造健康中国的一份责任	课堂测验（2）：就朋友圈"卖口罩"被判刑案例中涉及的知识点在学习通布置课堂测验题。重点考查学生对打造健康中国贡献个人力量的使命感	
	保健品、特殊医学用途配方食品和婴幼儿配方食品的管理	1.2 社会责任 2.1 专业知识	材料：厦门市查处保健食品店虚假广告宣传案	由厦门市查处保健食品店虚假购买老年人群体容易实健品保健品的现象，针对中老年人群分组购买假健品，通过分组谈论、培养学生的求真求实的科学精神，运用专业知识积极为老年人科普保健品功效及真伪，防止更多老年人上当受骗，为打造健康中国贡献自己的一份力量	小组讨论（11）：围绕课堂问题学生展开小组讨论，进行评分，重点考查学生务实的专业素养和为打造健康中国贡献中的使命感意识	
模块十：药品安全法律责任	生产、销售、使用假药、劣药的法律责任	1.2 社会责任 3.3 协作精神	材料：群体假药事件，生产销售"肉毒素"假药系列案	由群体假药事件、生产销售"肉毒素"假药系列案展开讨论，导入假药、劣药的相关概念，使学生明晰购假药、劣药的危害知依法处置的重要性，引导学生杜绝生产、销售假药，培养学生科学严谨、实事求是的诚信品质	小组讨论（12）：围绕案例组织学生小组讨论，个人课写讨论报告，根据小组讨论评分表（见表10-4）进行评分、重点考查学生的科学严谨、实事求是的诚信品质	

续表

课程模块	课程内容	双创要素	教学素材	教学实施建议	考核评价	备注
模块十：药品安全法律责任	违反特殊管理的药品管理规定的法律责任	1.2 社会责任	材料：《疫苗之殇》	采用情景模拟、小组讨论的方法，在讲授违反特殊管理的药品管理责任的同时，引入《疫苗之殇》，让学生充分认识到依法执业的重要性，进而促进中药行业的健康发展	课堂测验（3）：结合《疫苗之殇》案例，设置专业知识测试重点考查学生对特殊药品管理规定的掌握程度，双创教育方面测试题考查学生对依法执业的理解	

五、考核评价

根据"药事管理学"课程"五育融合"双创教育教学实施路径中考核评价栏目规定的考核方式，过程性评价与终结性评价相结合，采用多元化考核评价方式，注重学生创新精神、创业意识和创新创业能力评价。

（一）评价形式

评价形式（见表 10 - 2）。

表 10 - 2　　　　　　　　　　　　　评价形式表

评价形式	小组讨论	课堂测验	课后作业
数量	12	2	6
占比（%）	60	10	30

（二）评价标准

1. 小组讨论

方式一：小组讨论，组长汇报。组内学生自评占 20%，学生互评占 30%；全体学生评价组长汇报情况占 20%；教师评价组长汇报情况占 30%。组长汇报成绩作为小组成员成绩，适用于小组讨论（1）（11）（见表 10 - 3）。

表 10 - 3　　　　　　　　　　　小组汇报评分表

项目	主题突出	时间控制	仪表仪容	应变能力	回答问题	备注
权重	0.3	0.1	0.1	0.2	0.3	

方式二：小组讨论，个人撰写讨论报告。组内学生自评占 30%，学生互评占 40%，教师评价学生撰写报告情况占 30%。适用于小组讨论（2）（3）（4）（5）（6）（7）（8）（12）（见表 10 - 4）。

表 10 – 4   小组讨论评分表

项目	逻辑分析	沟通能力	人际合作	举止与仪表	组织协调	备注
权重	0.3	0.1	0.2	0.2	0.2	

方式三：小组讨论，小组撰写讨论报告。组内学生自评占 30%，学生互评占 40%，教师评价小组报告撰写情况占 30%，小组报告成绩作为小组成员成绩。适用于小组讨论（9）（10）（见表 10 – 5）。

表 10 – 5   小组汇报评分表

项目	主题突出	时间控制	仪表仪容	应变能力	回答问题	备注
权重	0.3	0.1	0.2	0.1	0.3	

2. 课堂测验

本课程过程性评价中，课堂测验共 2 个，每份课堂测验满分为 100 分，通过"学习通"记录学生成绩。课堂测验题包括专业知识测试题和开放型测试题，专业知识测试题中客观题由"学习通"自动评判，主观题和开放型试题由教师评价，考查学生的作答是否情感、思想健康，是否符合题意；是否有深刻、丰富的内涵，是否有创新、开放型试题旨在激发学生自我表达能力和想象力，培养创新型人才。

3. 课后作业

本课程过程性评价中，课后作业共 6 个，根据考核内容分为报告式作业和论文式作业。报告式作业主要考查学生是否能够根据要求查阅资料、内容和材料是否翔实、是否能够将相关专业知识与理论联系，适用于课后作业（1）（3）（4）（6）；论文式作业主要考查学生是否能综合分析问题、条理是否清晰，解决问题的方法是否有创新性，适用于课后作业（2）（5）。课后作业根据学生完成情况由任课教师综合评定，采用五级制方式赋分。

4. 终结性评价标准

围绕五育融合课程创新创业教育目标，组织终结性评价包含期中考试和期末考试两类，采取百分制计分，期中考试占比 15%，期末考试占比 25%，采取纸笔作答。试题形式和内容突出基础性、综合性、应用性和创新性，通过设计开放性、探究性试题以及非标准答案的试题，在考查专业知识的基础上，引导学生多角度认识问题，鼓励学生主动思考、发散思维，考查和培养学生的探究意识和独立思考、创新能力。

（三）评价结果计算

根据《"五育融合"大学生创新创业指数综合测评办法》，计算"五育融合"课程创新创业基础指标达成度和学生创新创业基础指标达成度。

（四）评价结果使用

教师针对达成度低的分项指标进行全面分析，从教学目标设计、教学方法使用、教学环境创设、教学活动组织、学生学情等方面撰写教学反思，优化教学设计，持续改进教学，提高课程教学质量。

围绕学生个体达成度低的分项指标进行系统分析，从学生学习态度、学习习惯、学习方式等方面分析存在原因，对学生进行个性化辅导，引导学生增强创新精神，树立创业意识，提高学生创新创业能力。

第十一章

"中药炮制学"课程"五育融合"创新创业教育教学设计

一、课程基本情况

"中药炮制学"课程是中药学专业的一门专业核心课程，是研究中药炮制理论、工艺、炮制标准、历史沿革及其发展方向的学科。本课程共32学时，2学分。

学生通过本课程的学习掌握中药炮制的基本理论、基本知识和基本技能，熟悉中药炮制的起源、现状，常用中药炮制品的临床作用、不同炮制品的炮制工艺、性状、特征，了解中药炮制机械的性能、工作原理及历代医药书籍中有关炮制论述和中药炮制现代化研究等，学生具备从事中药炮制的科研及开发应用能力。

二、课程"五育融合"双创教育教学目标

本课程围绕中药学专业人才培养目标，结合教学内容，落实"五育融合"要求，在创新创业教育方面达到以下教学目标：

（1）结合中药炮制的起源、发展、炮制行业法律规范、中药饮片的质量要求及贮藏保管等教学内容，挖掘家国情怀、社会责任感、诚信品质元素，培育学生家国天下的情怀，传承创新中医药事业的责任感及诚实守信的工作作风；

（2）结合加辅料炒、蒸煮燀法复制法、制霜法等教学内容，挖掘专业知识、专业技能、专业素质、双创素质元素，强化学生对中药炮制技术专业知识的掌握、激发学生运用中医药思维，表达传承中药炮制理论与技术的能力；提高学生创新创业能力；

（3）结合煅法、其他制法等教学内容，挖掘坚强意志、拼搏精神元素，培养学生为实现目标坚定信心的顽强意志，具备在中药炮制实践中拼搏进取的意志；

（4）结合炙法等教学内容，挖掘艺术素养、文化创意元素，感受传统中医药炮制中的艺术魅力，增强学生传承中医药文化、发扬中医药文化的历史使命感；

（5）结合发酵、发芽法、中药炮制与临床疗效、制霜法等教学内容，挖掘劳动精神、工匠精神、创造精神元素，激励学生以辛勤劳动成就梦想，培育学生精益求精的工匠精神和发扬创造精神。

三、课程知识与"五育"中的双创要素

（一）模块一：基本知识与技能

1. 中药炮制的起源、发展

中药炮制是我们国家的一项非物质文化遗产，其发展与中华民族的发展已经融为一体，深深地扎根于国人心中。在现存的文字中能找到诸多的中医药文化，如清代徐灵胎在《医学源流论》中制定了中药炮制的总则。现存实物中也能找到炮制文化的身影，比如河南龙门石窟药方洞里记载了百余首药方及其治症，同时对药物的炮制进行标注，现在已经成为龙门石窟的一个特色文化景点。学生领悟到对中药行业现代化建设的使命感及传承精神。

2. 中药炮制与临床疗效

中药通过炮制，可调整药性，降低毒性，增强疗效，以满足临床治疗要求。临床医生要提高疗效，根据辨证论治，选择恰当的炮制品是十分重要的。炮制品的质量直接影响临床疗效，而中药炮制的各个操作步骤均能影响

其质量。北京同仁堂药房历代继承者们恪守"品味虽贵必不敢减物力，炮制虽繁必不敢省人工"，严格把控炮制的每个操作步骤。通过中药炮制与临床疗效的学习，学生用心感悟到中药人精益求精的品质精神，把工作当事业，践行工匠精神。

3. 炮制行业法律规范

中药炮制技术是我国独特的传统制药技术。中药炮制的工艺参数、主要炮制技术难点等属于保密内容，受我国法律保护，不得随意公开和泄露。传统中药的饮片炮制和中成药秘方生产是严禁外商投资的，中药饮片炮制技术也是严禁出口的。随着改革开放的进行，很多外资企业，由于有较强的经济和技术上的优势，已经开始了中药材饮片加工、炮制和相关的中成药生产领域的渗透，这使得我国的中药传统炮制技术蒙受了很大的损失。每个中药人，特别是要从事中药炮制事业的人，要有爱国情怀，保守国家机密，不为个人私利损害国家利益，讲民族大义，保护中药在国际竞争中的地位。将专业知识结合相关法律法规，培养学生保护中药炮制技术的家国情怀及社会责任感。

4. 中药饮片的质量要求及贮藏保管

中药炮制品的质量优劣直接影响到临床疗效，经炮制后的中药除应符合规定的质量要求外，还应符合基本质量要求。现在中药饮片市场存在很多问题，需要中医药工作者去解决。比如非法增重，不法商家在贵重药、动物药中加入泥沙、无机盐等；非法染色；硫黄熏蒸；种植不规范，滥用激素、农业等。告诉学生目前中药饮片市场的真实情况，引导、鼓励学生将来进入工作岗位后，要做一名诚实守信的中药炮制人。

（二）模块二：炮制技术

1. 净选与加工

中药材在切制、炮炙和调配、制剂前，应选取规定的药用部位，除去非药用部位、杂质异物及霉变品、虫蛀品、灰屑等，以达到药用的纯净度要求的炮制工序即净制。以石膏为例，石膏是常用药，但若是炮制不当，砷含量超标就会造成非常严重的后果。引导学生掌握中药炮制专业知识，并提高运用专业知识和技能解决工作实际问题的能力；引导学生在炮制中坚守质量底线，树立严谨求实、客观理性的职业作风。

2. 饮片切制

饮片切制是将净选后的药物进行软化，用一定的刀具切成一定规格的片、段、丝、块等炮制工艺。中药材加工成饮片后，可使药材的表面积增大，内部组织显露，易于煎出有效成分；作其他炮制时，便于控制火候，有利于吸收辅料；制剂时便于粉碎，增加浸出效果，洁净度提高，体积缩小，含水量下降，既便于配方，又利于贮存等优势。结合老药工切制饮片视频，让学生意识到完美片型的达成需要精湛的技艺；培养学生精益求精的工作态度及注重细节、追求完美和极致的工匠精神。

3. 清炒法

清炒法是炒法中重要的一种，炒制过程要不断翻动，通过看、听、闻等方法判断炒制的程度，非常考验药工的技术水平，是颇具艺术性、实践性的一项技术。企业炒制山楂、麦芽、王不留行等药物的过程。让学生真正意识到中药炮制的随意性会使中药的疗效受到影响，这会直接影响患者的治疗效果。炒制过程要精益求精的反复操作才能制作出优质饮片。培养学生的劳动精神，感受蕴藏在中药炮制过程中的艺术性。

4. 加辅料炒法

净制或切制后的药物与固体辅料同炒的方法，称为加辅料炒法。主要目的是降低毒性、缓和药性、增强疗效和矫臭矫味等，同时，辅料具有中间传热作用，能使药物受热均匀。常用的加辅料炒法有麸炒、米炒、土炒、砂炒、滑石粉炒、蛤粉炒等。结合米炒斑蝥，斑蝥若不经过合理炮制，会致人急性药物中毒，导致器官功能衰，引导掌握中药炮制及质控的专业知识，提升学生自主学习能力，提高学生运用专业知识和技能解决中药炮制过程中实际问题的能力。

5. 炙法

炙法是将净选或切制后的药物，加入一定量的液体辅料拌炒的炮制方法。结合百合蜜炙漫长过程，引导学生思考传统文化是由一代代人积累、汇聚而成的，感受传统中药炮制的艺术魅力，体会中药文化的博大精深，激发学生的文化创造意识，增强发扬中医药文化的使命感。通过教师讲解发现百合蜜炙后增强疗效这一漫长过程，引导学生思考传统文化是由一代代人积累、汇聚而成的，因此，应对中华优秀文化应具有强烈的认同感和归属感，树立发展社会主义先进文化的信心。锻炼学生的艺术素养与文化创意能力。

6. 煅法

煅法是将药物直接放于炉火中或耐火容器内煅烧的方法。坚硬的石头经过煅烧可以成为良药，并结合名著《钢铁是怎样炼成的》引导培养学生吃苦耐劳，不畏艰险，求真务实，培养学生为实现目标永不言败的顽强意志，培养学生在专业学习上要抱有终身学习的精神，工作上要爱岗敬业，热爱中药炮制事业，力争发挥个人最大价值，端正"匠心"认知，弘扬"工匠精神"。

7. 蒸煮燀法

蒸、煮、燀法是一类"水火共制"的方法，既需用液体，包括：清水、酒、醋、药汁；也有包括固体的，如豆腐。药物在炮制过程中注意事项要严格把控，稍有不慎会引起严重后果。结合乌头蒸煮时间不够会导致中毒，引导学生掌握不同药物在蒸、煮、燀法时的各种炮制研究，努力提升自己的中药炮制知识与炮制技能。

8. 复制法

复制法是将净选后的药物加入一种或数种辅料，按规定程序，或浸、泡、漂，或蒸煮或效法共用，反复炮炙至规定程度的一种炮制方法。主要适用于剧毒类药物，复制可降低或消除药物的毒性。该法常使用多种辅料，选用不同的辅料炮制药物，可对药物的性能产生不同的影响，结合半夏不同炮制品实物展示，引导学生夯实炮制专业知识，带领学生实地去饮片厂、医馆、临方炮制场所参观学习，感受真切的企业文化和传承，学生由此领悟到中药人只有靠着诚信生产，才能赢得顾客的信任和自身企业的不断发展。

9. 发酵、发芽法

新鲜成熟的果实或种子，在一定的温度或湿度条件下萌发幼芽的方法，称为发芽法。又称"蘖法"。经净制或处理后的药物，在一定的温度和湿度条件下，由于霉菌和酶的催化分解作用，使药物发泡、生衣的方法称为发酵法。药物的炮制过程是烦琐不易的，结合纪录片《本草中国》中，桐庐老药工王良春展示的红曲制作过程：老人淘米、浸米、蒸米，再调上红曲母，依靠曲的发酵，让普通米饭蜕变成一味神奇的中药。学生直面炮制第一线，激发学生学习的兴趣与积极性，让学生感受到中药炮制文化千年来的繁荣与不易；激励学生以辛勤劳动成就合格中药炮制人。

10. 制霜法

药物经过去油制或松散粉末或析出细小结晶成升华，煎熬成粉渣的方法称为制霜法，药物经制霜后有降低毒性、缓和药性、消除副作用、制造新药、增强疗效等作用。引入张亭栋教授应用砒霜治疗白血病的事例，让学生感受到中医药的生命力所在，明白学习中药炮制技术一定要有继承与创新精神，学会塑造自己，激发学生自主创新和开发新药的意识及实践能力，提高综合创新素质。

11. 其他制法

中药炮制其他制法内容比较多，包括烘焙法、煨法、提净法、水飞法、干馏法等。利用粗细粉末在水中悬浮性不同，将不溶于水的矿物、贝壳类药物经反复研磨制备成极细腻粉末的方法称水飞法。结合朱砂水飞之后变成救命良药的案例，引导学生意识到中药人肩上的重任，作为中药人要有创新精神，不断去思索如何提高药物疗效，如何降低毒副作用等；培养学生养成不怕困难、迎难而上的拼搏精神。

四、课程"五育融合"双创教育教学实施路径

"中药炮制学"课程"五育融合"双创教育教学实施路径见表 11 - 1。

表11-1　"中药炮制学"课程"五育融合"双创教育教学实施路径

课程模块	课程内容	双创要素	教学素材	教学实施建议	考核评价	备注
模块一：基本知识与技能	中药炮制的起源、发展	1.1 家国情怀 1.5 传承精神	材料：中药炮制纪录片	除了让学生掌握基本知识外，要强调中药炮制技术是我国首批非物质文化遗产项目，是中医药极具特色的技艺之一，培养学生的民族自豪感及职业荣誉感；在讲到中药炮制的发展时，介绍中药炮制现状，让学生明白目前中药行业整体处于生产方式比较落后、智能化程度较低的困境，培养学生对中药行业现代化建设的使命感以及继承与创新的信念	课后作业（1）： 请结合中药炮制学发展进程，撰写不少于500字的作业，谈谈中药炮制现代化和自己的理想追求。题目自拟，重点考查学生家国情怀和中药炮制文化的传承精神	
	中药炮制与临床疗效	1.4 敬业精神 5.3 工匠精神	案例：同仁堂培训	采用案例分析，小组讨论法，以北京同仁堂"品味虽贵必不敢减物力，炮制虽繁必不敢省人工"堂训为切入点，引导学生意识到，中药是特殊的商品的意义，中药炮制工艺复杂，中药人要服务于广大患者，为中华夏儿女谋健康之福，追寻全人类健康事业的步伐	作品设计（1）： 结合中药学相关知识，选择一味中药，根据临床主治的不同，设计不同的炮制方法，根据作品设计评分表（见表11-6）进行评价，重点考查学生的双创素质和创造精神	
	炮制行业法律规范	1.1 家国情怀 1.2 社会责任	案例：某些炮制工艺为国家保密项目	中药炮制的工艺参数、主要炮制技术难点，中成药炮制工艺，处方构成等属于保密内容。引导学生意识到，每个中药人都要有爱国情怀，保守国家秘密，不为个人私利损害国家利益，保护中药在国际竞争中的地位，与祖国同呼吸、共命运	课后作业（2）： 课下搜集整理与中药炮制学相关的法律法规，重点考查学生的法治意识和规则意识	

课程模块	课程内容	双创要素	教学素材	教学实施建议	考核评价	备注
模块一：基本知识与技能	中药饮片的质量要求及贮藏保管	1.3 职业道德	案例：中药饮片市场存在的问题	采用案例分析的方法，以中药饮片市场存在的问题为切入点导入新课。现在中药饮片市场存在很多需要中药工作者去解决的问题。比如非法增重、不法商家在贵重药、动物药中加入泥沙、无机盐等；非法染色、硫黄熏蒸；种植不规范、滥用激素、农业等。教师应告诉学生目前中药饮片市场的真实情况，鼓励学生将来进入工作岗位以后要为民众的健康而努力	课堂测验（1）：以中药饮片的合理贮存为主题，展开课堂测验。测试题重点考查专业知识，设置专业知识测试题重点考查学生对中药饮片合理贮存的认知程度，培养其专业素养	
模块二：炮制技术	净选与加工	1.3 职业道德 2.3 专业素养	材料：石膏的炮制加工视频	采用案例分析的方法，融入社会担当、职业精神和职业素养的知识点。石膏是一味常用药，但未净选过的石膏含有有毒元素砷，严重者会致人死亡。因为人命关天，必须规范操作，注重质量。使学生认识到"修合无人见，存心有天知"，秉承这样的自律理念，给良心药，做良心药，别人信任你，便是给自己铺就一条可持续发展的坦途	课后作业（3）：请结合中药有效成分分析出方法，撰写不少于500字的作业，该绖写如何利用现代科学技术合理炮制中药，题目自拟，重点考查学生严谨求实、追求创新的科学态度，以及合理使用药，减少药物不良反应的炮制理念	
	饮片切制	2.4 双创精神 5.3 工匠精神	案例：胡庆余堂"戒欺"匾故事	采用小组分析讨论的方法，课前请同学搜集整理红顶商人胡雪岩创建的胡庆余堂其亲来自书写的"戒欺"匾的故事，让学生反思这家药店如何穿越140多年的动荡和沉浮，为什么至今依然充满生机与活力？	课堂测验（2）：以传统中药炮制的现代研究为主题，开展课堂测验，开放性测试题重点考查学生对中药传统炮制的认知	

续表

课程模块	课程内容	双创要素	教学素材	教学实施建议	考核评价	备注
	清炒法	5.3 工匠精神	材料：企业炒制山楂、麦芽、王不留行等药物视频	拓展中药炮制课程的教学方式，将讲课和观看视频相结合，校企联合授课，通过观看视频学习企业炒制山楂、麦芽、王不留行等药物的炒制过程。让学生真正认识到中药炮制物意性会使中药的疗效受到影响，会直接影响病患者的治疗效果，因此炒制过程要精益求精地反复操作，才能制作出优质饮片	课后作业（4）：请结合如何开发新的中药资源为题，撰写不少于500字的作业，谈谈如何利用现代科学技术合理炮制中药，题目自拟，重点考查学生严谨求实、追求创新的科学态度、以及创造精神	
模块二：炮制技术	加辅料炒法	2.1 专业知识 2.3 专业素养	材料：米炒斑蝥的炮制视频	采用案例分析的方法导入新课，观看米炒斑蝥的药物？生视频引出如何合理使用有毒性成分的药物？生斑蝥和制斑蝥有区别？如何控制炒制时间？等问题。结合翻转课堂调动同学学习的积极性，提升学生自主学习能力和逻辑分析能力，让学生切实感受到中药炮制的重要性及其在饮片生产行业的广泛应用	小组讨论（1）：根据小组讨论评分表（见表11-5），对小组撰写讨论报告进行评价。重点考查引导学生对中药品不同用途及合理炮制中药概念的思考及合理用药理念的认知	
	炙法	4.3 艺术素养 4.4 文化创意	案例：《食疗本草》记载百合蜜炙后增强止咳药效	采用案例分析的方法导入新课，通过"主心百合黄，蒸过和蜜，作粉食之尤佳"，讲解发现的，应对中华传统文化是一漫长过程，汇聚而成思考传统文化优秀社会主义先进文化归属感，树立发展社会主义以提高疗效，刻苦钻研，为病患着思考医师为提高疗效，刻苦钻研，服务社会，无私奉献的职业精神	课堂测验（3）：在学习通上布置课堂测验，专业知识测试题掌握程度，开放型测试题为重点考查学生如何减少药物毒性、增强药效、服务健康炙后对学生应对不同药效、增强健康事业的认知	

193

续表

课程模块	课程内容	双创要素	教学素材	教学实施建议	考核评价	备注
	煅法	3.1 坚强意志 5.3 工匠精神	材料：煅法的操作过程视频	采用案例分析的方法导入新课，通过讲解坚硬的石头是经过煅烧可以成为良药，并结合名著《钢铁是怎样炼成的》引导学生培养其吃苦耐劳、不畏艰险，求真务实，献身中国特色社会主义建设的历史使命	作品设计（2）：以中药炮制煅法为题开展第二课堂实验教学，以小组为单位筛选可以用于煅法的中药，并进行方案设计，按照作品设计评分表（见表11-6）进行评分，主要考查学生的审美素养和文化创意	
模块二：炮制技术	蒸煮燀法	2.1 专业知识 2.3 专业素养	案例：九晒九蒸何首乌	采用案例分析的方法，介绍著名的九晒九蒸古法炮制技术以及老药工的故事，蒸好的何首乌露天晾晒，晒完后继续蒸，反复九次，需要30个日夜，这是漫长的等待，等待本身也是一种修行。引导学生认识到做事情持之以恒的重要性，学习古人和老药工坚守炮制、持之以恒、精益求精，追求优质的专业精神，培养由于炮制处理不当而引发的中毒事件以及严谨求实的工作精神以及责任意识	小组讨论（2）：根据小组讨论评分表（见表11-4）对小组撰写的讨论报告进行评价，重点考查学生的义利观，以群众生命安全为己任的职业道德和严谨求实的专业素养	
	复制法	1.3 职业道德 2.3 专业素养	案例：陕西藻露堂"遵古炮制、童叟无欺"的组训	组织学生实地去饮片厂、医馆、临方炮制场所参观学习，感受真切的企业文化和传承精神。学习中药人的职业精神，诚信生产，诚信经营，才能赢得顾客的信任和自身企业的不断发展	课后作业（5）：以中药炮制的传统方法与现代方法的异同为题，撰写不少于500字的论文，考查学生理论联系实践的能力，重点培养学生对传统炮制方法的现代研究认知，增强其文化自信、专业自信	

续表

课程模块	课程内容	双创要素	教学素材	教学实施建议	考核评价	备注
模块二：炮制技术	发酵、发芽法	1.1 家国情怀 5.1 创造精神	材料:《本草中国》《我们的中医药》纪录片	观看《本草中国》《我们的中医药》等纪录片，学习六神曲等炮制工艺，让学生感受到中医药文化的博大精深。举办《本草中国》观后感写作比赛，提高学生参与度以及对中药炮制技术的兴趣，加深对中医药文化的了解与热爱	课后作业（6）：以中药扶农为题写不少于500字的论文，培养学生利用所学知识服务新农村建设的决心，重点考查学生对道地药材的认知和劳动精神的感悟	
	制霜法	2.4 双创素质 5.4 创造精神	案例：张亭栋教授用于白血病治疗的案例	采用案例分析、线上线下相结合，小组讨论的炮制为例，课前发布线上任务，要求学生自主学习砒霜（砒霜）的基本原理、组成，炮制方法以及功效，并回答炮制后毒性增加，为什么还要炮制？等问题。教师解释砒霜炮制后虽然毒性增加，但是纯度提高便于控制剂量反而保证了用药的安全性。引入张亭栋教授应用砒霜治疗白血病的事例，让学生感受到中医药的生命力所在。明白学习中药炮制技术一定要有继承与创新精神	小组讨论（3）：采用翻转课堂，学生以小组为单位，由学生代表汇报学习成果，根据小组评分表进行评分（见表11-3），重点考查学生对制霜法的认知和精益求精工匠精神的领悟	
	其他制法	3.2 拼搏精神 5.4 创造精神	材料：朱砂水飞视频	观看朱砂水飞的视频，让学生在学习了解相关技艺的基础上，认识到重研耗时却能让有毒性的朱砂变成救命良药。进一步引导学生识到中药人肩上的重任以及自己的值所在	小组讨论（4）：以中药合理炮制去除毒性的重要性为题，小组撰写讨论报告，根据表11-5，进行评分，重点考查学生综合应用所学知识解决复杂问题的专业素养和不畏艰难勇于创新的拼搏精神	

195

五、考核评价

根据"中药炮制学"课程"五育融合"双创教育教学实施路径中考核评价栏目规定的考核方式，将过程性评价与终结性评价相结合，采用多元化考核评价方式，注重学生创新精神、创业意识和创新创业能力评价。

（一）评价形式

评价形式（见表11 – 2）。

表 11 – 2　　　　　　　　　　　　　评价形式表

评价形式	小组讨论	作品设计	课堂测验	课后作业
数量	4	2	3	6
占比（%）	27	13	20	40

（二）评价标准

1. 小组讨论

方式一：小组讨论，组长汇报。组内学生自评占20%，学生互评占20%；全体学生评价代表汇报情况占30%；教师评价代表汇报情况占30%。代表汇报成绩作为小组成员成绩。适用于小组讨论（3）（见表11 – 3）。

表 11 – 3　　　　　　　　　　　　　小组汇报评分表

项目	主题突出	时间控制	仪表仪容	应变能力	回答问题	备注
权重	0.4	0.1	0.1	0.2	0.2	

方式二：小组讨论，个人撰写讨论报告。组内学生自评占30%，学生互评占30%，教师评价学生撰写报告情况占40%。适用于小组讨论（2）（见表11 – 4）。

表 11 - 4   小组讨论评分表

项目	论点鲜明	论据有力	数据翔实	逻辑清晰	分工明确	备注
权重	0.3	0.1	0.1	0.3	0.2	

方式三：小组讨论，小组撰写讨论报告。组内学生自评占 20%，学生互评占 30%，教师评价小组报告撰写情况占 50%。小组报告成绩作为小组成员成绩。适用于小组讨论（1）（4）（见表 11 - 5）。

表 11 - 5   小组汇报评分表

项目	资料充分	论据有力	论点鲜明	逻辑清晰	组织协调	备注
权重	0.1	0.1	0.3	0.3	0.2	

2. 作品设计

本课程过程性评价中，作品设计共 2 个，每件作品满分为 100 分。评分方式为：组内学生评价占 20%；全体学生评价占 30%；教师评价占 50%。作品设计评分要点见作品设计评分表。适用于所有作品设计（见表 11 - 6）。

表 11 - 6   作品设计评分表

项目	设计理念新颖	设计方案合理	符合设计要求	新技术应用	设计作品完整	备注
权重	0.1	0.3	0.3	0.2	0.1	

3. 课堂测验

本课程过程性评价中，课堂测验共 3 个，每份课堂测验满分为 100 分，通过"学习通"记录学生成绩。课堂测验题包括专业知识测试题和开放型测试题，专业知识测试题中客观题由"学习通"自动评判，主观题和开放型试题由教师评价，考查学生的作答是否情感、思想健康，是否符合题意；是否有深刻、丰富的内涵，是否有创新，开放型试题旨在激发学生自我表达能力和想象力，培养创新型人才。

4. 课后作业

本课程过程性评价中，课后作业共6个，根据考核内容分为报告式作业和论文式作业。报告式作业主要考查学生是否能够根据要求查阅资料、内容和材料是否翔实、是否能够将相关专业知识及理论联系，适用于课后作业（1）（3）（4）；论文式作业主要考查学生是否能综合分析问题、条理是否清晰，解决问题的方法是否有创新性，适用于课后作业（2）（5）（6）。课后作业根据学生完成情况由任课教师综合评定，采用五级制方式赋分。

5. 终结性评价标准

围绕五育融合课程创新创业教育目标，组织终结性评价包含期中考试和期末考试两类，采取百分制计分，期中考试占20%，期末考试占80%，采取纸笔作答。试题形式和内容突出基础性、综合性、应用性和创新性，通过设计开放性、探究性试题以及非标准答案的试题，在考查专业知识的基础上，引导学生多角度认识问题，鼓励学生主动思考、发散思维，考查和培养学生的探究意识和独立思考、创新能力。

（三）评价结果计算

根据《"五育融合"大学生创新创业指数综合测评办法》，计算"五育融合"课程创新创业基础指标达成度和学生创新创业基础指标达成度。

（四）评价结果使用

教师针对达成度低的分项指标进行全面分析，从教学目标设计、教学方法使用、教学环境创设、教学活动组织、学生学情等方面撰写教学反思，优化教学设计，持续改进教学，提高课程教学质量。

围绕学生个体达成度低的分项指标进行系统分析，从学生学习态度、学习习惯、学习方式等方面分析存在原因，对学生进行个性化辅导，引导学生增强创新精神，树立创业意识，提高创新创业能力。

第十二章

"中药药剂学"课程"五育融合"
创新创业教育教学设计

一、课程基本情况

中药药剂学是以中医药理论为指导，运用现代科学技术，研究中药药剂的配制理论、生产技术和质量控制等内容的综合性应用技术学科。它不仅需要本专业的专业基础课和其他专业课作为支撑，而且与生产实践和临床用药紧密相连，是衔接中医和中药的纽带。本课程共 48 学时，3 学分，其中理论部分 48 学时，实验部分 0 学时。

本课程的任务是：使学生具备高素质劳动者和高等技术应用型专门人才所必需的中药药剂学基础理论、基本知识和职业技能；为增强学生适应职业岗位的能力、继续学习的能力和对职业变化的应变能力奠定基础。

二、课程"五育融合"双创教育教学目标

本课程围绕中药学专业人才培养目标，结合教学内容，落实"五育融合"要求，在创新创业教育方面达到以下教学目标：

（1）结合中药调剂、中药药剂技术的发展概况等教学内容，挖掘家国情怀、社会责任、诚信品质、敬业精神要素，培育学生为国为民的使命担当；

（2）结合液体剂型、固体剂型、半固体剂型等教学内容，挖掘双创要

素，强化专业知识，提升专业技能、专业素养和双创素质；

（3）结合其他制剂等教学内容，挖掘坚强意志、拼搏精神、协作精神、竞争意识要素，塑造顽强拼搏、团结协作、敢为人先的意志和精神；

（4）结合固体制剂等教学内容，挖掘审美素养、人文素养、艺术素养、文化创意要素，激发学生创新灵感和创造活力；

（5）结合中药制剂新技术及新剂型等教学内容，挖掘劳动精神、劳模精神、工匠精神、创造精神要素，提升创新创业精神和实践能力。

三、课程知识与"五育"中的双创要素

（一）模块一：绪论

1. 中药药剂技术的发展概况

中国的中药药剂学从古至今一直不断发展和演变着，如我国最早的制药技术专著《汤液经》反映早在商汤之前就创用了中药汤剂、战国时期的《五十二病方》记载了10余种中成药剂型的制作方法、现存最早的本草学著作《神农本草经》提出了根据药性选择剂型的理论、唐代孙思邈编著的《备急千金要方》对中药制剂生产工艺进行了完善、宋代的《太平惠民和剂局方》制订了我国最早的重要制剂规范等。随着社会的不断进步、科学技术的发展、医药水平的提高以及新型制剂技术的产生，使中药药剂学的制备理论与工艺技术不断发展和完善。这些不同历史时期的巨大成就对中药药剂学的发展起到了巨大的推动作用，现代制剂技术的发展也为中药制剂的现代化提供了新的思路和方向，培养学生传承中药传统技术的精神，激发学生为国研药的使命感和家国情怀。

2. 药品的概念

《中华人民共和国药品管理法》明确规定：药品是指用于预防、治疗、诊断人的疾病，有目的地调节机体生理机能并规定有适应证或者功能主治、用法和用量的物质，包括中药、化学药和生物制品等。这一概念表明药品的应用是以预防、治疗、诊断疾病为根本目的，从事药品研制、生产、经营、使用活动，应当遵守法律、法规、规章、标准和规范，不得利用药品从事违

法活动。这就告诫学生在运用专业知识时，必须树立关爱生命、对社会和人民生命健康负责的意识，守住诚信道德本心，这不仅是做好工作，更是做好人的根本。

3. 中药制剂剂型的分类及特点

为了治疗需要、使用方便、便于贮存，把原料药依其性质、用药目的、给药途径，制成各种不同性状的制剂，在药剂学上称为"剂型"。中药制剂剂型种类较多，如丸剂、散剂、颗粒剂、片剂、胶囊剂、注射剂、软膏剂、栓剂、气雾剂等。不同剂型可改变药物的作用性质、改变药物的作用速度、改变药物的毒副作用、影响疗效，有些剂型可产生靶向作用等。所以，同一中药或方剂由于剂型不同，其治疗作用、作用速度、毒副作用、疗效等也不尽相同。因此，学生在今后的中药研究和生产工作中，要具备具体问题具体分析的专业科学素养，能够根据临床治疗需求、制剂的安全性、有效成分溶出和吸收、药物显效快慢强弱等方面合理选择中药制剂剂型。

（二）模块二：中药调剂

处方：处方的筛选要符合中医基础理论，药味的选择宜精简，剂量确定应以中药配伍原则为依据，重视各药味在处方中的剂量及全方总量的选择，以保证制剂的安全有效。例如，在"仙牛健骨颗粒"不良反应事件中，通过对其临床用样品的药学检验，发现淫羊藿苷含量远高于标准限度，在化学指纹分析中，还发现补骨脂的成分存在较高现象，导致在临床试验过程中连续发生严重不良。告诫学生在中药处方和研究过程中，要确定好药物的安全剂量，保证制剂的安全有效，培养学生的专业素养和社会责任感。

（三）模块三：药物制剂基础

1. 溶剂

药用辅料是药物制剂的基础材料和重要组成部分，与提高药物疗效、降低不良反应有很大的关系，在制剂剂型和生产中起着关键作用。溶剂是常用的药物辅料之一，主要用于药物的浸提。药物浸提的目的是去除药物中的无效或毒性成分，最大限度地提取出有效成分，从而达到提高疗效、促进吸收、减少用量、方便服用等目的。因此，溶剂质量的可靠性是保证浸提剂型质量和安全性的重要基础。在著名的"齐二药事件"中，江苏泰兴市不法商人王某某将工业原料二甘醇冒充药用辅料丙二醇出售给齐二药厂，药厂化验室工作人员严重违反检测操作规程，擅自更改设备参数，做虚假检测报告，致使假冒辅料投入生产，制造出毒药"亮菌甲素注射液"并投入市场，最终导致患者遭受肾毒害的惨剧。[①] 引导学生认识到药用辅料质量对药品质量有重要意义，要树立对生命的敬畏之心，将专业知识学透学精的同时，树立良好的职业道德，诚信工作。

2. 灭菌法

灭菌法是灭菌制剂生产过程中最主要的单元操作之一，是指利用物理、化学或其他适宜方法杀灭或除去物料中一切活的微生物的方法。药剂学中选择灭菌方法与微生物学上的要求不尽相同，应将灭菌效果与药物性质结合起来综合考虑。因此，针对不同药物制剂的灭菌法都有相应批准的工艺参数，既要达到完全灭菌，保证用药安全，又不能降低药用成分的稳定性而影响疗效。在"欣弗事件"中，青海西宁部分患者使用欣弗后出现胸闷、心悸、心慌等临床症状，其原因在于该公司欣弗注射液未按批准的参数灭菌，降低了灭菌温度，缩短了灭菌时间，增加了灭菌柜装载量，从而影响了灭菌效果。发生该事件的原因能够启示学生深刻认识到药品生产关乎百姓的生命，除了要运用自己的专业知识和技能进行规范操作，还要有严格进行安全生产的责任意识，不允许有一点侥幸心理。

（四）模块四：液体制剂

1. 表面活性剂

在中药中，有较多的活性成分属于水难溶性成分，在中药制剂中多采用加入表面活性剂的方式，以增加其溶解度。凡是能够显著降低两相间表面（或界面）张力的物质，称为表面活性剂，按其解离情况分为离子型和非离子型两大类。表面活性剂由于表现的性质不同，有用作增溶剂、乳化剂、润湿剂、分散稳定剂或起泡、消泡、去污等用途。表面活性剂是中药药剂中极为重要的一类附加剂，其应用历史悠久，最著名的例子为甘草在中药汤剂中

---

① 胡玉存. 对"齐二药"事件的思考［J］. 商场现代化，2009（20）：103.

的应用，其中所含的甘草酸铵具有表面活性剂作用，是发挥其"调和诸药"作用的重要机制之一。通过对"甘草酸铵为什么能起到表面活性剂的作用""甘草酸铵属于何种类型的表面活性剂"等问题的分析，培养学生的发散性思维，引导学生将传统与现代知识相结合，增强其对中医药"科学性"的认知。

2. 液体制剂的辅料

溶剂是液体制剂的主要辅料，液体制剂的制备方法、稳定性及所产生的药效等，都与溶剂有密切关系。选择溶剂的条件是：①对药物应具有较好的溶解性和分散性；②化学性质应稳定，不与药物或附加剂发生反应；③不应影响药效的发挥和含量测定；④毒性小、无刺激性、无不适的臭味。药物的溶解或分散状态与溶剂的极性有密切关系。溶剂按介电常数大小分为极性溶剂、半极性溶剂和非极性溶剂。以非极性溶剂油作为溶剂的青蒿素注射剂、苄星青霉素、长效避孕药的制剂研发历程为例，一方面可以帮助学生学习相关知识点，另一方面结合这些产品的历史背景，引导学生树立科学技术发展需要服务于国家需求的价值观和社会责任感。

3. 中药注射剂

中药注射剂问世于抗日战争时期，是中药饮片经提取、精制而制成的供注入机体的无菌制剂，按组成成分分为有效成分注射剂、有效部位注射剂、复方提取物注射剂等。中药注射剂疗效确切、作用迅速、可发挥局部定位作用，适用于不宜口服的药物和不能口服药物的患者，在中医临床的疾病治疗中发挥了巨大作用。但中药注射剂制备工艺复杂、成分较多、制定质量标准较困难、对生产条件和环境要求高、某些制剂药效不稳定和刺激性较大，使用不当极易发生不良反应。以不同时期临床应用较多的注射剂品种为例，分析其优势与存在的不足、出现不良反应和制剂质量问题的原因，引导学生要科学地认识中药注射剂的不良反应，培养学生辩证看问题的专业素养。

（五）模块五：固体制剂

1. 蜜丸

蜜丸是指饮片细粉以炼蜜为黏合剂制成的丸剂，具有甜味、溶散缓慢、容易生产，但又易变硬、易受微生物污染等特点。蜜丸的制备包括传统工艺手工制丸（泛制、塑制）、现代机械制丸（台式制丸机、滴丸机）等，需要经历原料粉碎、蜂蜜加工、制丸块、至丸条、分粒、搓圆、干燥、灭菌、防吸潮变质包装等多道工序，每个操作都要精益求精。引导学生在学习蜜丸不同制备工艺要点的同时，感受传统与现代的碰撞，学习先辈在制药时精益求精、严谨求实、熟练规范的工匠精神，培养学生养成严谨认真的工作作风，具有崇高的敬业精神。

2. 水丸

水丸是指饮片细粉以水（或根据制法用黄酒、醋、稀药汁、糖液等）为黏合剂制成的丸剂，一般采用泛制法制备，称为泛丸。泛丸制备可分为原料粉准备、起模、成型、盖面、干操、过筛、包衣、打光、质检等工艺过程。其中起模是泛丸成型的基础，是制备水泛丸成败的关键，也是最难掌握和最能体现操作者技术水平的环节。起模有手工起模和机械起模两种方法，其中手工起模相对来说容易操作，得到的丸模圆整度好，粒度差小，歪粒、粉块、过大过小的丸粒少，非常美观。作为中药特色技术之一，泛丸体现了传统中药制剂工艺的繁复、严谨、精美，引导学生在学习泛丸制法原理和手工泛丸操作工艺的同时，去感受传统制剂技术中的艺术美感，引起学生心中对传统制剂工艺的认可、向往、感叹，坚定学生传承传统中药制剂技艺的信念。

（六）模块六：半固体制剂

1. 软膏剂

药膏应以湿润柔软为宜，明代医家吴谦在《医宗金鉴》中提出"膏药当以湿润柔软，借湿以开窍，干则药气不入反添拘急之苦"的告诫。与传统黑膏药相比，软膏剂在基质选择与制作工艺上有高效、科学、卫生、方便等特点，大大推动中医药迅速走出国门。以闻名中外的马应龙痔疮膏的处方分析和制备工艺为例，既加深了学生对传统中药制剂的了解，坚定传承传统中药制剂技艺的信念，也引导学生要勇于进行技术创新、方法创新，促进中药国际化发展的意识。

2. 栓剂

栓剂是指药物与适宜基质制成的具有一定形状的供腔道内给药的固体制

剂。栓剂在常温下为固体，塞入腔道后，在体温下能迅速软化熔融或溶解于分泌液，逐渐释放药物而产生局部或全身作用。因作用部位的特殊性，对栓剂的外观和直径、长短均有一定的要求，通过对给药部位生理结构特点的介绍，引导学生对药物质量评价的重视，养成质量第一的制药理念，强化其作为一名制药人员的使命担当。

3. 膏剂

黑膏药是药材经植物油炸取后在高温条件下与铅丹化合而成的铅硬膏，距今已有 1600 多年的应用历史。黑膏药处方庞大，常用几十味甚至上百味药材，但其"杂中有序、序中有理"，包括组成基质的植物油和红丹、辛温热类引药以及主治药物三大类。黑膏药传统制剂工艺包括炸料、炼油、下丹、去火毒、摊涂、成品膏药。在 20 世纪 60 年代以前，黑膏药的制剂技术非常落后，仅靠经验丰富老药工的感官和经验进行人工熬制。这种工艺容易因温度偏差而导致膏药药效不稳定，劳动强度大、自动化程度低、生产效率低，且不利于技术的推广和流传。中药制剂学专家章臣桂在毕业不久，仅用一只带温度计的电锅，就打破了只能凭老药工感官和经验熬制黑膏药的限制。在她随后 50 多年的工作实践中，她将自己的智慧全部奉献给了中药创新事业，发明了速效救心丸、板蓝根颗粒、乌鸡白凤丸等制剂，推动了整个中药行业现代化的发展进程，是中药人学习的楷模。以此激发学生甘于奉献的精神，坚定学生运用所学知识为祖国医药卫生事业的发展奋斗终身的决心。

（七）模块七：其他制剂

1. 气雾剂

气雾剂是指原料药物和附加剂与适宜的抛射剂共同封装于特质阀门系统的耐压容器中，使用时借助抛射剂的压力将内容物呈雾状物喷出，用于肺部吸入火直接喷至腔道黏膜、皮肤的制剂。具有速效、定位、稳定性高、给药准确、使用方便等特点，但因其生产成本高、有安全隐患、抛射剂受限等缺点。随着现代生活节奏的加快，气雾剂的中成药类型越来越多，但因气雾剂设备即抛射剂的特性，并不适应于所有中成药。教师应引导学生在新药研发过程中具体问题具体分析，充分利用专业知识进行技术创新。

2. "胶剂" 制备

胶剂是指动物皮、骨、甲或角等用水煎取胶质，浓缩成稠膏状，经干燥后制成的固体块状内服制剂。传统的胶剂制备过程工艺烦琐、耗时长，如阿胶的传统制备方法为"直火煎煮法"，为使驴皮煎煮完全并防止粘锅，需要工人时时搅拌，劳动强度非常大、生产周期很长。而 20 世纪 90 年代代之以"蒸汽加压煎煮法"，可提高工效约 30 倍，降低煤耗 40%，提高出胶率15%，实现了阿胶千年提取工艺的现代化。启发学生在中药制剂的实践中，既要学习传统药工为了制出合格的药剂不畏辛劳和工序烦琐，严格按照流程规范操作的坚强品质和劳动精神，也要不断创新思维，充分借助现代科学技术解决实际生产中遇到的问题，从而推动中药药剂学的发展。

（八）模块八：中药制剂新技术及新剂型

制剂新技术：脂质体是指将药物包封在一层或多层类脂质双分子层内形成的微型囊泡，具有靶向性、缓释性、降低药物毒性、提高药物稳定性等特点，现已有紫杉醇脂质体、布比卡因脂质体、伊立替康脂质体等品种上市。紫杉醇是从红豆杉中提取出的天然广谱抗癌药，能够抑制肿瘤细胞的有丝分裂从而诱导肿瘤细胞凋亡，抗肿瘤效果好。1992 年上市的泰素紫杉醇注射液是全球第一个上市的紫杉醇制剂，在市场上取得了巨大成功，但该药的混合溶媒中使用了聚氧乙烯蓖麻油，易导致过敏反应，且该制剂为全身分布，缺乏选择性，对机体的正常细胞也有损伤，引起化疗病人的严重不良反应。2003 年紫杉醇脂质体（力朴素）获批在中国上市，力朴素是针对紫杉醇的临床缺陷而成功开发上市的全球第一个紫杉醇新型制剂，是我国具有完全独立自主知识产权的本土品牌，是用药剂学的方法来降低化疗药物的毒副作用的典型代表，激励学生要奋发图强、刻苦学习，勇于创新，树立为国研药的社会责任感。

四、课程"五育融合"双创教育教学实施路径

"中药药剂学"课程"五育融合"双创教育教学实施路径见表 12 - 1。

表 12 - 1 "中药药剂学"课程"五育融合"双创教育教学实施路径

课程模块	课程内容	双创要素	教学素材	教学实施建议	考核评价	备注
模块一：绪论	中药药剂技术的发展概况	1.1 家国情怀 1.5 传承精神	材料：不同历史时期代表性著作的成就	采用资料查阅、小组讨论的方法，通过介绍不同历史时期中药药剂学发展取得的巨大成就，让学生感受到中药中医发展的辉煌历史，培养学生传承中药传统技术的精神，激发学生为国研药的家国情怀和使命感	课后作业（1）：请结合中药药剂技术的发展概况，撰写不少于 500 字的作业，谈谈中药制剂的现代化发展，题目自拟，重点考查学生的家国情怀和对中药传统文化的传承精神	
	药品的概念	1.2 社会责任 1.3 职业道德	案例：陆咏制毒案、屠呦呦发现青蒿素	采用例证法，在介绍药品概念及其应用目的的同时，引入"绝命毒师"化学专家陆咏制毒案——陆咏曾经革领团队研制出抗艾滋病药，后来却没有守住职业道德本心，为了敛财疯狂制造毒品，给社会造成重大损失，反观屠呦呦做出了巨大贡献，为人类健康事业奉献，告诫学生在今后的工作中必须树立大爱生命，对社会和人民生命健康负责的意识，守住职业道德本心，培养学生的责任意识和诚信品质	小组讨论（1）：围绕案例开展小组讨论，组长汇报，根据小组汇报评分表（见表 12 - 3）进行评分，重点考查学生对药品概念的准确把握和对药品生产及应用中责任意识和诚信意识的认识	

续表

课程模块	课程内容	双创要素	教学素材	教学实施建议	考核评价	备注
模块一：绪论	中药制剂剂型的分类及特点	2.3 专业素养	材料：安宫牛黄丸、朱砂安神丸制成丸剂的原因	采用启发式和讨论式教学法，运用安宫牛黄丸为什么组方中含有的芳香开窍醒神药物（如麝香等）因易挥发散失降低疗效而制成蜜丸，朱砂安神丸为避免中毒而制成蜜丸、糊丸等剂型，讲授中药剂型制剂型的分类及特点，使学生认识到合理药剂型的选择是保证用药安全和提高药物疗效的重要因素之一，培养学生必须掌握必备的专业知识才能更好地从事中药学服务工作的意识	小组讨论（2）：针对"方剂中减毒增效的中药配伍及剂型"进行讨论，组长汇报，根据小组汇报评分，表（见表12-3）进行评分，加强学生对某些剂型可以保持有毒中药药效的同时降低其毒性的讨论	
模块二：中药调剂	处方	1.2 社会责任 2.3 专业素养	案例："仙牛健骨颗粒"不良反应事件	采用案例式教学法，运用"仙牛健骨颗粒"不良反应事件，阐明用药安全关系到人们的生命健康，"做良心药，放心药，管用的药是做药人的责任"，只有每个做药人都恪守准则，药品质量才能够得到保证，培养学生对处方中药制剂安全性的社会责任感	小组讨论（3）：围绕案例开展讨论报告，小组提交讨论评分表（见表12-5）进行评分，重点考查学生对处方中药制剂安全性的重要认识	

续表

课程模块	课程内容	双创要素	教学素材	教学实施建议	考核评价	备注
模块三：药物制剂基础	溶剂	1.3 职业道德	案例：齐二药事件	采用案例分析教学法，通过齐二药事件的讲述，让学生知晓在制剂生产过程中，药物辅料质量有着重要意义，要遵循行业标准和行业规则，不做随意更改批准报告，决不生产制造假劣药品，保证制剂安全，培养学生的诚信品质	小组讨论（4）：围绕案例开展小组讨论，小组提交讨论报告，根据小组汇报评分表（见表12-5）进行评分，重点考查学生对药物辅料质量重要意义的认识	
	灭菌法	1.2 社会责任 2.1 专业知识 2.2 专业技能	案例：欣弗事件	采用案例式和讨论式教学法，以欣弗事件这一素材为例，通过分析这起不良事件的原因是违反了生产规定，未按批准的工艺参数灭菌，降低了灭菌温度，缩短了灭菌时间，影响了灭菌效果，告诫学生在药品生产过程中，既要有扎实的专业知识和技能，还要有安全生产的责任意识	小组讨论（5）：围绕案例开展小组讨论，小组提交讨论报告，根据小组汇报评分表（见表12-5）进行评分，重点考查学生对中药制剂灭菌重要性的认识	
模块四：液体制剂	表面活性剂	2.3 专业素养	材料："甘草调和诸药"	运用PBL教学方法，选用"甘草调和诸药"的素材，从"甘草酸铵为什么能起到表面活性剂的作用""甘草酸铵属于何种类型的表面活性剂"等问题的设定，引出表面活性剂的概念、增溶机制及其分类与应用等知识，使学生对表面活性剂的知识点有了更好地掌握，增强学生对中医药科学价值的认知	课后作业（2）：学生查阅文献，撰写不少于500字的作业，举例阐述表面活性剂在中药制剂中的具体应用，激发学生对中医药文化的热情，增强他们对中医药科学价值内涵的认同与自信	

续表

课程模块	课程内容	双创要素	教学素材	教学实施建议	考核评价	备注
模块四：液体制剂	液体制剂的辅料	1.1 家国情怀 1.2 社会责任	材料：青蒿素注射剂、苄星青霉素、长效避孕药的研发历程	采用任务驱动、小组合作的方法，运用以油作为溶剂制成的青蒿素注射剂的特点的同时，结合这些产品的历史背景，即国家各个发展阶段的特殊需求，引导学生树立科学技术发展服务于国家需求的价值观和社会责任感，培养学生的爱国意识和爱国情感	小组讨论（6）：围绕案例开展小组讨论，小组提交讨论报告，根据小组汇报评分表（见表12-5）进行评分，重点考查学生液体制剂应用不同溶剂原因的认识	
	中药注射剂	2.3 专业素养	材料：柴胡注射液、清开灵注射液、鱼腥草注射液的研发历程	采用讨论式教学法，教师先讲解中药注射剂的发展历程，列举不同时期的中药注射剂品种，学生分组讨论目前在临床应用较多的注射剂品种的优势与存在的不足，查找其存在的不足、制剂质量问题的原因，并列举改进举措，强化"不应过度强调中药注射剂，应从原料、生产工艺、质量控制方法，临床应用等环节入手，克服中药注射剂的不足，提升中药注射剂的安全性与有效性"这一观点，培养学生能够辩证看待问题的专业素养	小组讨论（7）：围绕目前临床应用较多的注射剂品种应用的优势与存在的不足、制剂质量问题、个人提出中药注射剂出现不良反应、制剂质量问题的原因开展小组讨论，交讨论报告，根据小组讨论评分表（见表12-4）进行评分，考查学生对中药制剂不良反应的科学认识	

续表

课程模块	课程内容	双创要素	教学素材	教学实施建议	考核评价	备注
模块五：固体制剂	蜜丸	1.4 敬业精神 5.3 工匠精神	材料："大国工匠，匠心传世之药丸三克，责任千斤"的视频	采用案例式教学法和讨论式教学法，运用"大国工匠，匠心传世之药丸三克，责任千斤"的视频素材，讲授蜜丸的制作工艺，让学生懂得"修合无人见，存心有天知"，制药要常怀敬畏之心，一粒小药丸的诞生需要经历多道工序，每个操作都要精益求精，否则"差之毫厘，谬之千里"，培养学生精益求精、严谨求实、熟练规范的工匠精神和敬业精神	作品设计（1）：学生自拟一个方剂，设计制作其蜜丸的方案，根据作品设计评分表（见表12-6）进行评分，考查学生对蜜丸制作工艺的认识	
	水丸	1.5 传承精神 4.1 审美素养 4.3 艺术素养	材料：王氏丸剂宣传片视频	运用启发式教学法，在讲授泛丸的原理、现代生产中的制备方法等内容时，选用传统手工泛丸制作的精美视频，向学生展示中药传统制药技术的科学性、复杂性、艺术性，既培养了学生传承中药制药技艺的精神，也培养了学生善于在工作过程中发现美、体现美、创造美的艺术涵养	作品设计（2）：学生自拟一个方剂，根据作品设计其水丸的方案（见表12-6）进行评分，考查学生对水丸制作工艺的认识，坚定学生传承统中药制剂技艺的信念	
模块六：半固体制剂	软膏剂	1.5 传承精神 2.4 双创素质	材料：马应龙出品口红，马应龙痔疮膏	采用案例式教学法，以著名的痔疮膏生产厂家"马应龙出品口红"这个当下热议的话题为素材，引出亚马逊龙痔疮膏在国外受到热烈欢迎，成为当时必买的商品和外国友人离开中国时必买马应龙痔疮膏的商品之一，从而展开分析中医软膏的制备工艺，培养学生既要汲取中药传统技艺精华的传承精神，也要有为了促进中药国际化发展而勇于进行技术创新、方法创新的精神	作品设计（3）：学生自拟一个方剂，设计制作其软膏剂的方案（见表12-6）进行计评分表，考查学生对软膏剂制作评分，坚定学生对软膏剂的认识，工艺的认识，传承中药制剂技艺中药制剂技艺的信念	

课程模块	课程内容	双创要素	教学素材	教学实施建议	考核评价	备注
模块六：半固体制剂	栓剂	1.2 社会责任	问题：栓剂的质量评价内容是什么？	采用小组讨论教学，由教师布置问题"栓剂的质量评价内容是什么？"，讨论后由小组提交讨论报告，教师就个别知识点总结归纳，如对比分析栓剂的外观要点，强化学生专业知识的同时，增强学生药品质量意识观念，培养学生作为一名制药人的社会责任感	小组讨论（8）：针对栓剂的质量评价内容开展小组讨论，小组提交讨论报告，根据小组汇报评分表（见表12-5）进行评分	
	膏剂	1.1 家国情怀 1.4 敬业精神 5.2 劳模精神	材料：中药制剂学专家章臣桂事迹	采用启发式教学法，在讲授黑膏药的制备方法及存在的不足时，选用中药制剂学专家章臣桂为中药现代化发展奉献毕生之一素材，通过榜样的引导作用，激发学生的敬业精神，唤醒其根植于内心的使命感，不断坚定其终生所学知识为祖国医药卫生事业奋斗终生的决心	作品设计（4）：学生通过查阅古医籍挑选一个膏剂，设计其制作工艺，根据作品设计评分表（见表12-6）进行评分，考查学生对膏剂制作工艺的认识，坚定学生传承传统中药制剂技艺的信念	
模块七：其他制剂	气雾剂	2.3 专业素养 2.4 双创素质	问题：气雾剂的优点和缺点是什么？	采用讨论式教学，就气雾剂的优缺点展开讨论，通过分析气雾剂的优点让学生意识到剂型创新和现代剂型开发的必要性；通过气雾剂缺点的介绍，引发学生对创新创新的思考，培养其具体问题问题分析分析的专业素养	课后作业（3）：学生查阅文献，撰写不少于500字的作业，阐述气雾剂对中医药科学价值的认知	

续表

课程模块	课程内容	双创要素	教学素材	教学实施建议	考核评价	备注
模块七：其他制剂	"胶剂"制备	5.3 工匠精神	案例：紫杉醇新制剂的研发——紫杉醇脂质体（力扑素） 材料："挂旗、发锅、塌顶、闷胶、开片"	采用启发式教学法，选用素材——阿胶的99道工艺，更形象地讲解"挂旗、发锅、塌顶、闷胶、开片"这五个专业术语中的操作过程和意义，引导学生发现传统制胶技术存在的弊端，引出20世纪90年代学生在中药制剂实践中"蒸汽加压煎煮法"，由此启发学工为了制出合格的药剂不畏辛劳要学习传统药工严格按照流程规范操作的坚强品质和工序顽强，也要具有创新精神，努力推动中药药剂学以及整个中药事业的现代化发展	课后作业（4）：学生查阅文献，撰写不少于500字的作业，挑选一个常见的胶剂制品，阐述其制备过程，激发学生学习前人的工匠精神	
模块八：中药制剂新技术及新剂型	制剂新技术	2.4 双创素质 5.4 创造精神	案例：紫杉醇新制剂的研发——紫杉醇脂质体（力扑素）	采用案例式和启发教学法，引导学生思考新制剂相比于传统制剂的优势在哪里，用具有我国自主知识产权产品的开发激励学生要备发图强、刻苦学习，勇于创新、敢于创造，树立为国研药的社会责任感	课后作业（5）：撰写不少于500字的作业，阐述制剂新技术的研究进展，培养学生科学探索的精神和创新思维	

五、考核评价

根据"中药药剂学"课程"五育融合"双创教育教学实施路径中考核评价栏目规定的考核方式，过程性评价与终结性评价相结合，采用多元化考核评价方式，注重学生创新精神、创业意识和创新创业能力评价。

（一）评价形式

评价形式（见表 12 - 2）。

表 12 - 2   评价形式表

评价形式	小组讨论	作品设计	课后作业
数量	8	4	5
占比（%）	47	24	29

（二）评价标准

1. 小组讨论

方式一：小组讨论，代表汇报。组内学生自评占 20%，学生互评占 20%；全体学生评价代表汇报情况占 30%；教师评价代表汇报情况占 30%。代表汇报成绩作为小组成员成绩。适用于小组讨论（1）（2）（见表 12 - 3）。

表 12 - 3   小组汇报评分表

项目	主题突出	时间控制	仪表仪容	应变能力	回答问题	备注
权重	0.4	0.1	0.1	0.2	0.2	

方式二：小组讨论，个人撰写讨论报告。组内学生自评占 30%，学生互评占 30%，教师评价学生撰写报告情况占 40%。适用于小组讨论（7）（见表 12 - 4）。

表 12 - 4   小组讨论评分表

项目	论点鲜明	论据有力	数据翔实	逻辑清晰	分工明确	备注
权重	0.3	0.1	0.1	0.3	0.2	

方式三：小组讨论，小组撰写讨论报告。组内学生自评占 20%，学生互评占 30%，教师评价小组报告撰写情况占 50%。小组报告成绩作为小组成员成绩。适用于小组讨论（3）（4）（5）（6）（8）（见表 12 - 5）。

表 12 - 5   小组汇报评分表

项目	资料充分	论据有力	论点鲜明	逻辑清晰	组织协调	备注
权重	0.1	0.1	0.3	0.3	0.2	

2. 作品设计

本课程过程性评价中，作品设计共 4 个，每件作品满分为 10 分。评分方式为：组内学生评价占 20%；全体学生评价占 30%；教师评价占 50%。作品设计评分要点见作品设计评分表。适用于所有作品设计（见表 12 - 6）。

表 12 - 6   作品设计评分表

项目	设计理念新颖	设计方案合理	符合设计要求	新技术应用	设计作品完整	备注
权重	0.2	0.3	0.2	0.1	0.2	

3. 课后作业

本课程过程性评价中，课后作业共 5 个，根据考核内容分为报告式作业，主要考查学生是否能够根据要求查阅资料、内容和材料是否翔实、是否能够将相关专业知识及理论联系，适用于课后作业（3）（4）；论文式作业主要考查学生是否能综合分析问题、条理是否清晰，解决问题的方法是否有创新性，适用于课后作业（1）（2）（5）。课后作业根据学生完成情况由任课教师综合评定，采用五级制方式赋分。

4. 终结性评价标准

围绕五育融合课程创新创业教育目标，组织终结性评价包含期中考试和期末考试两类，采取百分制计分，期中考试占 20%，期末考试占比 80%，采取纸笔作答。试题形式和内容突出基础性、综合性、应用性和创新性，通过设计开放性、探究性试题以及非标准答案的试题，在考查专业知识的基础上，引导学生多角度认识问题，鼓励学生主动思考、发散思维，考查和培养学生的探究意识和独立思考、创新能力。

（三）评价结果计算

根据《山东协和学院"五育融合"大学生创新创业指数综合测评办法》，计算"五育融合"课程创新创业基础指标达成度和学生创新创业基础指标达成度。

（四）评价结果使用

教师针对达成度低的分项指标进行全面分析，从教学目标设计、教学方法使用、教学环境创设、教学活动组织、学生学情等方面撰写教学反思，优化教学设计，持续改进教学，提高课程教学质量。

围绕学生个体达成度低的分项指标进行系统分析，从学生学习态度、学习习惯、学习方式等方面分析存在原因，对学生进行个性化辅导，引导学生增强创新精神，树立创业意识，提高创新创业能力。

参 考 文 献

[1] 习近平：《在北京大学师生座谈会上的讲话》，载于人民日报 2018 年 5 月 3 日.

[2] 习近平：《在全国教育大会上的讲话》，载于人民日报 2018 年 9 月 11 日.

[3] 习近平：《习近平总书记教育重要论述讲义》，高等教育出版社 2020 年版.

[4] 国务院关于深化高等学校创新创业教育改革的实施意见 [EB/OL]. 中华人民共和国中央人民政府网站，http：//www. gov. cn/zhengce/content/2015 − 05/13/content_9740. htm，2015 − 05 − 13.

[5] 国务院关于推动创新创业高质量发展打造 "双创" 升级版的意见 [EB/OL]. 中华人民共和国中央人民政府网站，http：//www. gov. cn/zhengce/content/2018 − 09/26/content_5325472. htm，2018 − 09 − 26.

[6] 江文卿，罗静：《中药学专业学生创新创业能力培养策略分析》，载于《黑龙江科学》2021 年第 21 期.

[7] 胡奇军，廖夫生，韦国兵：《"双一流" 建设背景下中药学专业立体化实验实践教学体系的构建探讨》，载于《卫生职业教育》2020 年第 20 期.

[8] 吴丽，张倩，周玲玲等：《基于科创竞赛探索中药学专业学生创新创业能力的培养思路与方法》，载于《高教学刊》2020 年第 27 期.

[9] 秦汝兰，吕重宁，路金才等：《高校中药学专业大学生创新创业教育与专业教育整合研究探析》载于《中外企业家》2020 年第 15 期.

[10] 田婧，尉捷，秦雯等：《基于传承特色的中药学示范性校内实践教学基地建设》，载于《北京城市学院学报》2020 年第 2 期.

[11] 王海波，包永睿，刘玉强等：《中药学专业创新创业培养实践》，

载于《中国中医药现代远程教育》2020 年第 4 期.

[12] 李余先：《创新创业人才培养视阈下中药学专业人才培养模式探索与实践》，载于《作家天地》2019 年第 23 期.

[13] 吴宿慧，李寒冰，李根林：《工匠精神在中药学专业学生创新意识和创业能力培养中的重要作用》，载于《教育现代化》2018 年第 49 期.

[14] 廖夫生，胡奇军，韦国兵：《新时代背景下中医药院校〈分析化学〉课程思政教学改革探讨》，载于《科技视界》2020 年 12 期.

[15] 郑瑞娟，赵陈浩，胡志彪：《基于创新创业背景下地方应用型本科高校工业分析化学教学改革研究探索》，载于《广东化工》2021 年 12 期.

[16] 任惠文，宋君秋，温克等：《关于药理学课程思政相关问题的探究》，载于《中国继续医学教育》2021 年第 19 期.

[17] 郭洁，刘继平：《〈药理学〉课程思政建设思路初探》，载于《创新创业理论研究与实践》2020 年第 7 期.

[18] 王虎平：《高等中医药院校方剂学课程思政的设计与思考》，载于《中医药管理杂志》2021 年第 20 期.

[19] 冯玉华，张红丽：《课程思政视野下中医药自信教育路径探索——以〈方剂学〉课程为例》，载于《山西中医药大学学报》2021 年第 4 期.

[20] 梁利香，杨海霞：《德育在〈中药鉴定学〉教学实施的具体运用》，载于《山东化工》2020 年第 2 期.

[21] 杨冰月，彭亮等：《融入思政、创新创业教育的〈中药鉴定学〉课程改革探索与实践》，载于《陕西中医药大学学报》2021 年第 1 期.